Petra Neumayer

NATÜRLICH RAUCHFREI!

… mit Homöopathie, Klopf-Akupressur, Quantenmedizin und Co.

Mit Beiträgen von

Angelika Gräfin Wolffskeel
von Reichenberg und

Prof. Dr. Franz Ruppert

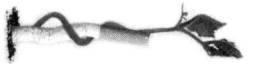

Haben Sie Fragen an die Autorin?
Anregungen zum Buch?
Erfahrungen, die Sie mit anderen teilen möchten?
Besuchen Sie den Weblog von Petra Neumayer:
www.mankau-verlag.de/forum

mankau

Bibliografische Information der Deutschen Nationalbibliothek
Die Deutsche Nationalbibliothek verzeichnet diese Publikation in der Deutschen
Nationalbibliografie; detaillierte bibliografische Daten sind im Internet über
http://dnb.d-nb.de abrufbar.

Petra Neumayer

NATÜRLICH RAUCHFREI!

… mit Homöopathie, Klopf-Akupressur, Quantenmedizin und Co.

ISBN 978-3-938396-62-9

2., aktual. u. erw. Auflage 2010
(1. Aufl. 2006, erschienen unter dem Titel „Nichtraucher –
aber bitte für immer!", ISBN 978-3-9809565-9-8)

Mankau Verlag GmbH
Postfach 13 22, 82413 Murnau a. Staffelsee
Im Netz: www.mankau-verlag.de
Internetforum: www.mankau-verlag.de/forum

Lektorat: Ulrich Nigge, Lünen
Endkorrektorat: Dr. Thomas Wolf, MetaLexis

Gestaltung Umschlag: Andrea Barth, Guter Punkt GmbH & Co. KG,
München, www.guter-punkt.de
Gestaltung Innenteil: Heike Brückner, Grafikstudio Art und Weise,
Regensburg, www.grafikstudio-artundweise.de

Porträtfoto Petra Neumayer: Josef Neumayer

Druck: Bercker Graphischer Betrieb GmbH & Co. KG, Kevelaer

Der Inhalt wurde auf 100 % Recyclingpapier gedruckt.

INHALT

TEIL III:

Nichtraucher bleiben: Praktische Tipps & Tricks! 101

VORWORT

Innerhalb weniger Monate verlor sie ihren Mann, ihre Freunde, Job und Figur...

Was war passiert? – Sie hatte mit dem Rauchen aufgehört. So könnte eine Ex-Raucher-Biographie beginnen – mit etwas fiktionaler Übertreibung, versteht sich.

Gott sei Dank ist das so nicht passiert – aber viel hätte nicht gefehlt.

Im August 2005 habe ich zum dritten oder vierten Mal mit dem Rauchen aufgehört. Alles kein Problem. Der Wille ist da, und beim x-ten Aufhören weiß man ja auch schon, dass nach drei Tagen die schlimmsten Entzugserscheinungen überstanden sind.

Danach ist erst einmal alles ganz leicht. Man wacht morgens fitter auf, die Haut erholt sich, ist besser durchblutet. Man wartet darauf, schön zu werden, unterstützt das Ganze auch noch mit gesunder Ernährung, Sport. Kurzum: Besser geht's nicht.

Von wegen! Kennen Sie die Auto-Werbung, in der ein Mann sich nicht erinnert, wo der Tank ist – weil er so selten tanken muss? Nach einer Woche als Nicht-Raucherin fragte ich mich: Wo ist eigentlich mein WC?

Und schon schlich sich der Gedanke ein: Vielleicht nur eine Verdauungszigarette? – Nein!

Die Verdauung lässt zu wünschen übrig, das hebt die Laune nicht unbedingt. Und allen sportlichen Aktivitäten zum Trotz zwickt schon nach sechs Wochen die Jeans – und die Waage schreit: drei Kilo mehr!

Panik-Attacke. Vielleicht doch lieber Raucherin als Vollschlanke? NEIN! Also die Diät. Wäre doch gelacht, wenn man nicht alles gleichzeitig schaffen könnte. Trugschluss. Es ist ja plötzlich auch alles so lecker. Ergo: Man erträgt die neuen Kilos – mit mehr oder weniger Würde.

Nur ist man selbst unerträglich geworden. Wer glaubt, die Mitmenschen fühlten sich von einem Raucher gestört, der hat noch nicht erlebt, wie störend ein Ex-Raucher sein kann.

Gab mir jemand im Job einen wohlmeinenden Rat – habe ich gemault. Wurde ich gar vorsichtig kritisiert, ging ich wie das HB-Männchen in die Luft vor Wut.

Irgendwann sagten die Kollegen nur noch: Fang endlich wieder an zu rauchen! NEIHEIN!

Ich rauche immer noch nicht. Und ein Happy End ist langsam in Sicht. Ich habe kaum noch Aggressionsschübe. Das mit den paar Kilo mehr ignoriere ich standhaft.

Und neulich, da hat jemand zu mir gesagt, ich sähe so gesund und erholt aus.

Na bitte, geht doch.

Und Sie!?

Der Wille ist ja da, sonst würden Sie dieses Buch nicht lesen. Sie werden viele unkonventionelle und andere nützliche Tipps finden.

...und einen Rat noch von mir: Genießen Sie Ihre Ex-Raucher-Depression. Wenn Sie Glück haben, ist es Ihre letzte.

Anne Gesthuysen,
Vorwort zur 1. Auflage

EINFÜHRUNG

Noch ein Antiraucherbuch! – werden Sie jetzt vielleicht resigniert denken. Möglicherweise haben Sie es sich gar nicht selbst gekauft, sondern als gut gemeinte Hilfe von entnervten Bekannten oder Verwandten geschenkt bekommen. Aber jetzt kommt die frohe Botschaft: Dieses Buch ist anders! Es wird Sie nicht enttäuschen. Es wird Ihnen nicht erzählen, wie schrecklich schädlich Rauchen ist. Und es wird Ihnen auch nicht 250 Gründe oder Merksätze auflisten, um Ihnen zu beweisen, dass Rauchenaufhören wichtig sei: Ob Sie mit dem Qualmen aufhören möchten, wissen und entscheiden nur Sie selbst. Ob Sie ohne jegliche Hilfsmittel von einer Sekunde auf die andere den Glimmstängel aus der Hand fallen lassen oder ob Sie sich lieber Unterstützung durch effektive Methoden aus der Alternativmedizin oder durch hilfreiche Tipps & Tricks holen – ganz egal. Das Einzige, was ab dem Tag X zählt, ist: Nichtraucher bleiben!

Viele von Ihnen mögen schon einige gescheiterte Versuche hinter sich haben: 1.000-mal probiert – 1.000-mal ist nichts passiert... Und dabei haben Sie sicher festgestellt: Für eine kurze Zeitspanne aufzuhören ist gar nicht so schwer, Nichtraucher bleiben dagegen sehr! Und darum gibt es dieses Buch. Es soll Sie – und vor allem auch die richtigen Hardcore-Raucher-Junkies unter Ihnen – in jeder Hinsicht dabei unterstützen, nach dem Tag X auch ein Nichtraucher zu bleiben – wenn Sie das möchten.

Haben Sie sich eigentlich schon einmal die wichtige Frage gestellt, welcher Rauchertyp Sie überhaupt sind? Denn so unterschiedlich bei jedem Raucher die Gründe für sein Laster sind, so verschieden sollten auch die Aufhörstrategien sein. Geht es Ihnen nur um den Genuss, kompensieren Sie mit dem Rauchen Stresssymptome, oder rauchen Sie aus Angst vor einer Gewichtszunahme? Erfahren Sie in diesem Buch, welcher Rauchertyp Sie sind und was Ihnen wirklich beim Aufhören hilft! Denn nur wenn der Schlüssel ins Schloss passt, kann die Türe zum Erfolg geöffnet werden. Sie sehen schon, dieses Buch ist in vielerlei Hinsicht anders, denn ich spreche Ihnen aus der Seele, ich nehme Sie ernst. Ich muss Ihnen nicht erzählen, wie viel Geld das Rauchen kostet, wie viele Euros Sie in den vergangenen Jahren oder Jahrzehnten quasi aus dem Fenster gequalmt haben. Sie sind erwachsen und mündig und können selbst entscheiden, wofür Sie Ihr Geld ausgeben. Ich muss Ihnen auch nicht auf Hunderten von Seiten darlegen, wie sehr das Rauchen andere belästigt, welche Krankheiten es eventuell begünstigt – Sie sind hier der Experte und wissen bereits alles darüber. Ich will Sie auch nicht mit möglichen psychologischen Gründen quälen, warum denn gerade Sie rauchen. Denn all das kennen Sie vielleicht schon – aber es hat Ihnen bisher nichts genützt: Denn ob Stress-, Diät- oder Suchtraucher – Aufhören fällt meistens gleichermaßen schwer. Doch wenn Sie die richtigen Werkzeuge für Ihren Rauchertyp haben, wird alles einfacher! „Natürlich rauchfrei" zu werden bedeutet auch, dass Sie nicht einen Kampf gegen sich selbst führen – den Sie langfristig vermutlich verlieren würden –, sondern ganz im Gegenteil: Gehen Sie mit sich selbst, hören Sie ab jetzt mehr auf Ihre eigenen Bedürfnisse, denn so kommt der Prozess des Rauchenaufhörens einer Art „Runderneuerung" gleich. Beschreiten Sie ab jetzt den Weg in einen ganz neuen Lebensabschnitt!

Sprechen wir zunächst aber über die Dinge, die Sie vielleicht wussten, aber bis jetzt nie laut in der Öffentlichkeit zu sagen gewagt haben. Vielleicht trauen Sie es sich nicht einmal zu denken, denn der Gedanke ist scheinbar revolutionär: Ich rauche gerne!

Petra Neumayer

TEIL I:

Die Wahrheit über Rauchen und Nichtrauchen

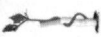

LEKTION 1:
Ich rauche gerne!

Egal, ob Sie bereits zu der Spezies der Nichtraucher gehören oder noch in der Raucherecke stehen, wir sollten uns alle eingestehen, dass wir gerne rauchen! Meiner Meinung nach ist dies eines der größten Geheimnisse auf dem Königsweg zum Ex-Raucher. Heißt es nicht: Liebe deine Feinde?

Die Zigarette ist in den Medien und bei den meisten Nichtrauchern inzwischen zum Volksfeind Nr. 1 mutiert. Doch ein Geheimgesetz in diesem Universum lautet: Das, was man hasst, wird man gar nicht so leicht los ...

Was wir nicht mögen oder wovor wir Angst haben, haftet an uns wie Superkleber. So sehr wir auch versuchen, es abzuschütteln und loszuwerden – schwupp, da ist der Feind mit neuer Macht wieder da, und wir rauchen nach jedem misslungenen Aufhörversuch vielleicht sogar mehr noch als je zuvor. Das ist der berühmt-berüchtigte Jojo-Effekt, den die Übergewichtigen nur allzu gut kennen, wenn sie kurz nach einer Diät mehr Pfunde auf die Waage bringen als zu jedem früheren Zeitpunkt: Kein Wunder, denn bevor wir etwas gehen lassen, sollten wir uns damit aussöhnen. Dann schmilzt der Klebstoff. Dann kehrt Friede ein. Das schafft Lockerheit, Freude und Losgelöstheit. Erst dann darf Altes aus unserem Leben verschwinden. Also, gestehen wir uns alle, egal, ob Raucher oder frischgebackener Nichtraucher, ein: Wir rauchen gerne! Ja, wir lieben es sogar! Wir genießen es, wenn wir den Qualm unserer einzigen Lieblingszigarettenmarke tief in unsere Lungenflügel hinunterziehen. Wir mögen den Geruch von frischem Tabak, wenn wir hastig eine neue Zigarettenschachtel aufreißen... und wir gehen meilenweit, auch nachts zur nächsten Tankstelle, für ein Rendezvous mit unserer Lieblingszigarette.

Nein – dieses Buch wird nicht von der Zigarettenlobby finanziert, wie Sie jetzt vielleicht denken mögen. Ich will Ihnen lediglich andere Standpunkte frei von eingefahrenen Denkrichtungen und Konzepten aufzeigen. Sie sollen es Ihnen leichter machen, sich bald und dauerhaft von den Glimmstängeln zu verabschieden.

LEKTION 2:
Frieden schließen mit dem blauen Dunst!

Ja, wir rauchen gerne. Aber das ist noch lange nicht alles, was wir an Sympathie für unser so genanntes Laster übrig haben. Mehr noch, vielleicht lieben wir es. Denn war es nicht die Zigarette, die in unserer größten Not für uns da war, damals, als wir uns scheiden ließen, als unser Hund, unser Kind, unsere Oma erkrankten, damals, als die Firma den Bach hinunterging oder wir arbeitslos wurden? Wir alle kennen sie: die Lebenskrise. Bei jedem Menschen sieht sie anders aus. Hätten Sie die Probleme Ihres Nachbarn, könnten Sie diese vielleicht lächelnd in kurzer Zeit vom Tisch fegen und würden sich fragen, warum dieser Mensch überhaupt so viel Aufhebens darum gemacht hat und warum ihn dieses Problemchen in eine so große Krise gestürzt hat. Aber dies ist eben das markanteste Erkennungszeichen einer wirklichen Krise: Sie trifft jeden an seinem wundesten Punkt.

Gehen wir noch einen Schritt weiter. In der dunkelsten Zeit Ihres Lebens war sie da, Ihr einziger treuer Freund in der Not, die Zigarette. Und jetzt möchte Sie die ganze Welt da draußen glauben machen, dass Tabakqualm in jeder Hinsicht das Schlechteste vom Schlechten ist. Sozusagen die Ausgeburt des Bösen, der Buhmann der Nation, Wurzel allen Übels... Und die Gedanken der armen Raucher springen hin und her wie orientierungslose Ping-Pong-Bälle. Kein Wunder, dass man da keinen ruhigen Standpunkt zum dauerhaften

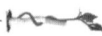

Smoke-Cancelling findet. Doch gemeinsam werden wir diesen Punkt, diesen ruhenden Pol finden, indem wir Frieden schließen: Ehre, wem Ehre gebührt!

Anerkennen Sie, dass neben den Zehntausenden von „unsinnigen Zigaretten", die Sie verqualmt haben, viele dabei waren, die Ihnen tatsächlich in einer emotionalen Not geholfen haben. Und das tun Zigaretten zweifelsohne, schließlich freuen sich bei jedem Zug Ihre Nikotinrezeptoren im Gehirn so, dass sie Ihren Organismus gleich mit jeder Menge Glückshormonen überfluten.

Jeder Mensch ist anders und durchlebt andere Krisensituationen, aber eines ist gewiss: Es gab Situationen, in denen Sie tatsächlich einen Profit durchs Qualmen erlebt haben. Und jetzt ist es an der Zeit, dies anzuerkennen!

Vielleicht genügt es, gedanklich diesen Frieden zu schließen. Manche von Ihnen mögen diesen Abschied von der Zigarette vielleicht auch noch tiefer verankern wollen. Zum Beispiel, indem Sie einen liebevollen Abschiedsbrief schreiben, ein Ritual vollziehen oder ein Liebeslied komponieren. Als Muster habe ich für Sie einmal einen solchen Brief verfasst:

Meine geliebte Zigarette!
Es gab Zeiten, da warst du der einzige Freund, der für mich da war. Tag und Nacht, wann immer ich dich gebraucht habe, warst du da, nur für mich allein, nie hast du mich im Stich gelassen. Du hast dich nie beklagt oder beschwert, du bist mir immer treu zur Seite ge-

standen, oder besser, hast mir zwischen den Fingern oder den Lippen gehangen. Du hast mir so viele Momente der Entspannung verschafft, auch wenn ich das Qualmen dann immer übertrieben habe, sodass es mir körperlich schlecht ging und die Entspannung dahin war... Durch die größten Krisen hast du mich begleitet. Und die schönsten Momente – weißt du noch, beim Cappuccinotrinken an der kleinen Strandbar in Italien – haben wir beide miteinander erlebt. Oh, wie habe ich das genossen! Oder die Zigarette danach. Für all das danke ich dir, du treuer Freund! Und jetzt, wo ich die größten Krisen und den schlimmsten Stress hinter mich gebracht habe, weiß ich, dass ich meinen Weg alleine weitergehen kann. Ich fühle mich gut, gestärkt und ruhig in diesem Moment, wo ich Abschied von dir nehme. Als guter Freund will ich dich gehen lassen und in Erinnerung behalten. Und ich freue mich auf meine Zukunft, denn ich weiß: Wenn etwas Altes geht oder ausgedient hat, wird Raum geschaffen, damit Neues in mein Leben kommen kann.

Ich danke dir für alles,
deine Petra

LEKTION 3:
Raucher sind keine Menschen
zweiter Klasse!

Sobald Sie sich mit dem Rauchen ausgesöhnt haben, kommt der nächste Schritt: Söhnen Sie sich mit sich selbst aus! Anerkennen Sie, dass Sie nicht nur ein unbewusster Suchtbolzen und Luftverpester sind – selbst wenn andere Sie so betiteln mögen. Sicherlich ist Rücksichtnahme angesagt, und natürlich wollen auch Sie niemanden einqualmen, der den blauen Dunst nicht riechen mag. Doch in vielen Fällen geht die Kritiksucht und die damit einhergehende soziale Diskriminierung unserer lieben Regierung und unserer lieben Mitmenschen entschieden zu weit. Eine Nachricht aus Schweden, die uns im März 2003 ereilte, setzt da noch mal eins drauf: Kinder von Rauchern, deren Eltern nachweislich nur auf dem Balkon qualmen, weisen in ihrem Organismus doppelt so viel Nikotin auf wie Kinder von Nichtrauchern. Man vermutet, dass das Nikotin von den Kleidern der Eltern auf den Organismus der Kinder übertragen würde ... Das mag ja sein – noch härter treiben es die südafrikanischen Rauchgegner. Auch noch mit Lob von der Weltgesundheitsorganisation (WHO) hat die Regierung in Johannisburg ihre Gesetze erneut verschärft, die die Raucher am liebsten unter Quarantäne stellen würden. Wer beim Rauchen in öffentlichen Gebäuden erwischt wird, muss mit knapp 2.000 Rand (rund 230 Euro) Strafe rechnen. Das Gleiche zahlen Restaurantbesitzer, die ihre Gäste unbeirrt qualmen lassen. „Wiederholungstäter" sollen mit der horrenden Summe von 100.000 Rand (rund 13.200 Euro) bestraft werden!

Und wer kennt sie nicht, die Raucher, die sich wie Aussätzige an internationalen Flughäfen in Glaskabinen, den so genannten Raucherpoints, drängen, um hastig ihre letzten Fluppen vor dem Flug zu rauchen. Möchten Sie vielleicht Mitarbeiter bei der WHO, der World Health Organisation, werden? Dann müssten Sie sofort Nichtraucher werden, denn Raucher werden dort nicht mehr eingestellt.

Und trotz aller sozialen Missbilligungen: Lassen Sie nicht jede Hiobsbotschaft, die das Bild vom schlechten Menschen verbreitet, an sich heran. Sie sind nicht besser oder schlechter als jeder andere Mensch auch – nur: Ihnen sieht man Ihr „Laster" an. Und das unterscheidet Sie von denen, die mit dem Finger auf Sie zeigen und Sie sogar mancherorts auf offener Straße als Raucher beschimpfen. Machen Sie es wie Carrie Bradshaw in „Sex in the City", die von einem vorübergehenden Passanten beschimpft wurde, als sie auf ihrem Hotelzimmerbalkon eine Zigarette qualmte: Wehren Sie sich! Machen Sie dem unliebsamen Mitbürger klar, dass Sie nicht rauchen, weil Sie Ihre Mitmenschen ärgern oder vergiften wollen, sondern weil Sie suchtkrank sind! Und Süchte haben viele Menschen – eben nicht nur Raucher. Schauen Sie sich doch einmal in Ihrer nächsten Umgebung um: Da gibt es Fettsüchtige, die alles in sich hineinfuttern, was ihnen zwischen die Finger kommt. Oder die Kaufsüchtigen, die nur glücklich sind, wenn sie mit einem neuen Fummel oder einer futuristischen technischen Spielerei heimkommen. Oder aber die PC-Süchtigen, die Tag und Nacht wie wild auf ihre Tastatur einhämmern; die Fernsehsüchtigen, die jede Nacht durchzappen; Alkoholiker, Pickelausdrücker, Drogenabhängige, Sexsüchtige, Sportsüchtige, Spielsüchtige ...

Sie sind also nicht allein mit Ihrer Sucht. Das Problem ist nur, dass man Ihre Abhängigkeit auf den ersten Blick erkennt und dass der blaue Dunst Ihre Mitmenschen belästigen kann. Hätten Sie eine andere Sucht – sie würde womöglich niemandem auffallen, niemand würde sich daran stören, ja vielleicht würde sie in unserer Gesellschaft sogar als völlig normal und ehrenwert angesehen werden, etwa wenn Sie als exzessiver Sportler jeden Tag trainierten. Doch sehen Sie mal: Sport mag zwar gemeinhin als „gesünder" gegenüber dem Rauchen gelten, doch der Hochleistungssportler macht nichts anderes als Sie: Er hat die gleichen Sehn-Süchte wie Sie nach den fröhlich-munteren Glückshormonen, die sein Gehirn und andere Organe beim Sport über seinen gestählten Körper ergießen! Und um die geht es uns Menschen doch im Allgemeinen, um Lustbefriedigung und Glücksgefühle – doch oft sind die Wege, die wir dorthin beschreiten, nicht die idealen, denn sie geben uns immer nur einen kurzen Kick. Beschreiten Sie ab sofort neue, natürliche Wege, um langfristig und dauerhaft zu Ihrem persönlichen Wohlgefühl zu ge-

langen: zu mehr Zufriedenheit und einer gelasseneren Einstellung dem Leben gegenüber.

Raucher sind keine Menschen zweiter Klasse! Und wenn sich andere auf einen Sockel stellen und mit dem Finger auf Sie zeigen, dann wissen Sie ab jetzt: Wir sind alle eins... Wir kochen alle mit dem gleichen Wasser und keiner sollte sich über den anderen erheben.

Die Sucht hat viele Gesichter

Nikotinsucht, Alkoholismus, Medikamentenabhängigkeit, Heroinabhängigkeit, Kokainsucht, Abhängigkeit von Haschisch, Designerdrogen, LSD oder Schnüffelstoffen. Diesen Arten von stoffgebundenen Suchtformen stehen Süchte gegenüber, die auf bestimmten Verhaltensweisen und der Stimulation „körpereigener Drogen" beruhen: Arbeitssucht, Beziehungssucht, Esssüchte, Fernseh- und Computersucht, Kaufsucht, Sexsucht, Spielsucht und andere Suchtformen mehr.

Schätzungen gehen davon aus, dass es etwa 12 bis 15 Millionen süchtige Raucher in Deutschland gibt, etwa 1,5 bis 2 Millionen Alkoholabhängige, 800.000 Medikamentenabhängige und etwa 200.000 bis 300.000 Abhängige von illegalen Drogen wie Heroin und Kokain und ebenso viele Abhängige von Cannabis.

Hinsichtlich der so genannten „Verhaltenssüchte" existieren kaum verlässliche Daten: Die Arbeitssucht scheint am weitesten verbreitet zu sein, mehrere 10.000 Menschen in Deutschland scheinen auch unter Kauf- oder Spielsucht zu leiden. Bei Sex- und Beziehungssucht ist die Dunkelziffer verständlicherweise sehr hoch.

Auszug aus: Ruppert, Franz (2003), Skriptum: Sucht und Drogenabhängigkeit. Der Versuch, unkontrollierbare Gefühle in den Griff zu bekommen; Katholische Stiftungsfachhochschule München.

LEKTION 4:
Die Lüge vom fröhlichen Nichtraucher!

Warum nur ist die Rückfallquote so hoch, wenn uns doch alle Bücher und Experten weismachen wollen, dass wir als frischgebackene Ex-Raucher von einem Glückstaumel in den nächsten fallen? Statistiken belegen, dass es nur etwa 20 Prozent der Raucher nach einem Aufhörversuch schaffen, auch nach einem Jahr noch zur Nichtraucherliga zu gehören. Ich sage Ihnen warum: weil man Sie anlügt. Ihre Motivation soll geweckt werden, wenn man Ihnen vorgaukelt, wie toll und fröhlich Sie sich als Nichtraucher fühlen werden. Doch was passiert, wenn das nicht der Fall ist? Was geschieht, wenn Sie in Ihrem Leben mit neuen Problemen konfrontiert werden? Der erneute Griff zum Glimmstängel ist dann fast vorprogrammiert!

Natürlich werden Sie als Nichtraucher aber auch die prophezeiten Glücksgefühle erleben: Sie können wieder frei durchatmen, die Haut wird schöner, verliert ihren fahlen Grauton. Sie fühlen sich jünger und gesünder und Ihre Geschmacksnerven sind wie neu. Sie können sich wieder frei bewegen und jetzt endlich den ersehnten Langstreckenflug buchen, von dem Sie schon so lange geträumt haben, aber nicht wussten, wie Sie die zahlreichen Stunden ohne Zigarette überleben sollten. Viele Erfolgserlebnisse werden sich einstellen, doch: Sie werden nicht zu einem ganz neuen Menschen! Sie werden nicht neu geboren, nur weil Sie jetzt Nichtraucher sind! Sie schleppen Ihre Problem-

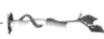

päckchen nach wie vor auf Ihrem Rücken mit, und vielleicht kommen ganz unvorhergesehen noch neue Lasten hinzu. Und wird die Last zu schwer, ist man ganz nah dran, sich sofort wieder vom Nichtrauchen zu verabschieden.

Wenn Sie die Wahrheit kennen, gibt es in der „Zeit danach" keine bösen Überraschungen für Sie. Die Wahrheit ist, dass Sie weiterhin Ihre emotionalen Probleme haben werden und bearbeiten müssen; sie lösen sich nicht einfach in Luft auf, nur weil Sie urplötzlich Nichtraucher geworden sind! Daher sollten Sie sich sicherheitshalber schon vor dem Rauchenaufhören individuelle Möglichkeiten zur Problembewältigung und zum Stressabbau überlegen. Mehr darüber erfahren Sie im II. und III. Teil dieses Buches, in denen ich Ihnen gerne Ideen, Anregungen und Tipps für die praktische Unterstützung sowohl fürs Aufhören als auch für „die Zeit danach" geben möchte.

Doch zuvor wollen wir der Wahrheit noch einen Schritt näher kommen und einen Blick auf die Lüge vom „schlanken Nichtraucher" werfen.

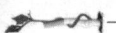

LEKTION 5:
Die Lüge vom schlanken Nichtraucher!

Ich kenne jede Menge Ex-Raucher – aber keinen einzigen, der kurz nach dem Rauchstopp nicht mindestens ein paar Pfunde bis hin zu zahlreichen Kilos mehr auf die Waage gebracht hätte.

Gerade für Frauen ist die hohe Gewichtsanzeige der Waage ein häufiger Grund, wieder rückfällig zu werden (oder erst gar nicht mit dem Rauchen aufzuhören): „Lieber rauchen als dick sein", lautet ihre Parole. Machen Sie sich also unbedingt schon vor dem Anzünden der letzten Fluppe klar, dass Sie mit hoher Wahrscheinlichkeit gewichtsmäßig etwas zulegen werden, und akzeptieren Sie diesen Zustand – für eine Weile –, es muss ja nicht für immer so bleiben. Denn erfahrungsgemäß haben die meisten Ex-Raucher nach ein bis zwei Jahren fast wieder ihr ehemaliges Gewicht zurückgewonnen.

Klar, dass wir als Nichtraucher zunächst etwas mehr auf die Waage bringen: Zum einen kompensieren wir das Rauchen mit mehr Essen oder dem Knabbern von Süßigkeiten. Zum anderen verändert sich bereits nach ein paar Tagen unser Geschmackssinn. Lag als Raucher der blaue Dunst noch wie ein Schleier über den Schmeckzellen in den Geschmacksknospen auf unserer Zunge – als Non-Smoker schmeckt alles einfach fantastisch lecker! Essen wird zu einem neuen Sinnenerlebnis, einem Hochgenuss sondergleichen! Erlauben Sie ihn sich in Maßen. Gehen Sie mit sich selbst nicht allzu streng um, denn es wäre wirklich zu viel verlangt, gleichzeitig mit allen Genüssen und Gelüsten zu brechen! Wenn Sie jedoch parallel zum Qualmstopp mit etwas Sport beginnen, sich so gesund wie möglich ernähren, entgiften und den Stoffwechsel ankurbeln, liegt die Gewichtszunahme ganz sicher in einem verträglichen Rahmen. Auch hierüber erfahren Sie mehr in Teil III dieses Buches.

Später, wenn Sie – nach etwa einem halben Jahr – das Gefühl haben, Ihre Raucher-Ära wirklich hinter sich gelassen zu haben, können Sie, falls notwendig, in nächsten kleinen Schritten mit geeigneten Diäten oder einer Ernährungsumstellung beginnen, damit sich der Zeiger auf der Waage wieder in die andere Richtung nach unten bewegt. Doch zunächst: Akzeptieren Sie einfach, dass Sie die nächsten Monate aller Wahrscheinlichkeit nach mit ein paar Pfunden mehr auf der Waage leben müssen!

LEKTION 6:
Die Lüge, dass Rauchenaufhören ganz einfach ist!

Lassen Sie sich nichts vormachen: Mit einer Gewohnheit zu brechen, von der wir körperlich und psychisch seit Jahren oder gar Jahrzehnten abhängig sind, ist nicht ganz so einfach – auch wenn die meisten Anti-Rauch-Spezialisten oder Freunde und Bekannte das Gegenteil suggerieren und dabei Ihren eisernen Willen beschwören. Wenn Sie es schaffen, ist das eine großartige Leistung, denn es gehört schon ein bisschen mehr dazu als eiserner Wille oder Nerven aus Stahl!

Bereits im Jahr 1988 wurde in dem US-Bericht des Office of the Surgeon General konstatiert, dass die Nikotinabhängigkeit ein pharmakologischer Prozess und eine pharmakologisch beeinflusste Erkrankung ist: Tabakgenuss erfüllt alle Kriterien für Drogenabhängigkeit. Nikotin sei die Droge im Tabak, welche die Abhängigkeit hervorruft; und der pharmakologische und psychologische Prozess, der die Abhängigkeit bestimmt, sei mit dem Prozess zu vergleichen, der bei der Abhängigkeit von Heroin oder Kokain abläuft.

Je nach Zugvolumen und Tiefe der Inhalation gelangen hohe Konzentrationen des Nervengifts Nikotin in Ihren Organismus sowie unzählige weitere Sucht erzeugende oder Krebs erregende Stoffe – je nach Cocktail des Zigarettenherstellers reicht die Palette von Alkohol und Salpetersäure bis hin zu Schokolade. Ein paar Hundert Substanzen sind inzwischen identifiziert

33

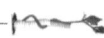

worden, einige weitere Hundert noch nicht. Bereits sieben Sekunden nach einem Lungenzug erreicht das Gift Ihr Gehirn – schneller, als wenn man es mit einer Spritze intravenös injizieren würde.

Natürlich werden Ihnen ehemalige Kettenraucher – im Nachhinein – bestätigen, dass das Aufhören doch ganz einfach war ... Und auch der Anti-Rauch-Papst Allen Carr propagiert den „Easy Way" in seinen Büchern und Seminaren. Besser für Sie: Glauben Sie nicht alles. Denn taucht später einmal das erste Hindernis auf, kippen Sie sehr leicht um – der Rückfall ist programmiert. Besser ist, Sie wissen gleich von Anfang an, worauf Sie sich einlassen: Abschiednehmen ist zunächst immer ein schmerzhafter Prozess, ganz egal, wovon man Abschied nimmt, auch wenn später wieder fröhliche Zeiten anbrechen werden. Sagen Sie der Kippe Lebewohl und werfen Sie sie auf den Müll, lassen Sie sich ganz auf diesen Prozess des Aufhörens ein. Und mit jedem Schritt weg von der Zigarette kommen Sie sich selbst ein Stückchen näher.

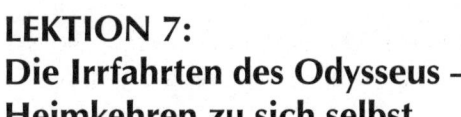

LEKTION 7:
Die Irrfahrten des Odysseus –
Heimkehren zu sich selbst

Ab dem Tag X heißt es, den ständig lockenden Versuchungen zu widerstehen. Und die werden kommen – nicht nur an den ersten Tagen, an denen Sie clean sind, sondern auch viele Monate oder sogar noch Jahre danach. Denn nicht mehr zu rauchen heißt noch lange nicht, dass Sie ab jetzt keine Affinität zur Nikotinsucht mehr hätten!

Grundsätzlich ist es nicht schlimm, einen „Rückfall" zu haben – *nobody is perfect.* Lassen Sie sich davon nicht entmutigen, doch belügen Sie sich nicht selbst. Im dritten Teil dieses Buches finden Sie viele Tipps: Sie helfen, der Sucht in diesen gefürchteten Momenten, in denen der Schmacht nach der Zigarette am größten ist, zu widerstehen.

Doch auch aus Märchen oder Sagen können wir Kraft schöpfen, indem wir uns ansehen, wie andere Helden es schafften, auf ihrer Reise mit verlockenden oder sogar todbringenden Versuchungen umzugehen.

Wenn Sie mit dem Rauchen aufhören, tun Sie nicht nur Ihrer Haut, Ihrem Körper und Ihrem Geldbeutel etwas Gutes. Denn wenn Sie den Prozess der Abwendung von Suchtmitteln bewusst durch die Suche nach dem Wesentlichen ersetzen, kehren Sie heim, heim zu sich selbst. So wie Odysseus. Der griechische Held hatte auf seinen Irrfahrten nicht nur Abenteuer mit Unwettern und Riesen zu bestehen. Insbesondere hatte er

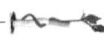

es mit Verlockungen und Versuchungen zu tun, die ihn davon abhalten wollten, auf seine Heimatinsel Ithaka zurückzukehren.

Hoffnung darf uns machen, dass Odysseus bei all seinen Bemühungen, den Versuchungen zu widerstehen, nicht allein war. Immer wurde ihm geholfen: entweder von Menschenhand oder direkt von den Göttern! Und genauso sollte es bei Ihnen sein! Hier einige Beispiele, wie Odysseus Hilfe in den größten Notlagen erhielt:

- Durch einen Götterbeschluss ließ die Nymphe Kalypso Odysseus doch noch von ihrer Insel weiterziehen und half ihm zudem mit Essen, Trinken und einer Einweisung in die Himmelskunde.

- Gestrandet auf der Insel der Lotophagen, wurden Odysseus' Gefährten von süßen Verlockungen heimgesucht: Wer von den Lotusfrüchten, die süßer als Honig schmeckten, kostete, dem wurde der Wunsch nach Heimkehr genommen. Nur gegen ihren Willen und mit Gewalt wurden sie wieder auf die Schiffe zurückgebracht.

- Angekommen auf der Insel Aiaia, wurden Odysseus' Gefährten von der Gastfreundschaft Kirkes, der Tochter des Sonnengottes Helios, verwöhnt. Doch sobald sie von den köstlichen Gerichten probiert hatten, wurden sie in borstige Schweine verwandelt. Glücklicherweise war Odysseus, bevor er zu

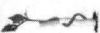

Kirke gelangte, dem Götterboten Hermes begegnet, der ihm eine schwarze Wurzel gegen Kirkes Zauber gereicht hatte.

- Wohl am größten waren die Verlockungen, als Odysseus mit seinem Schiff an der Insel der Sirenen vorbeisegelte. Denn ihr lieblicher Gesang lockte jeden an und ließ Ziel und Zweck der Reise oder den Wunsch nach Heimkehr schnell vergessen. Und wer ans Ufer der Sirenen gelangte, musste sterben. Odysseus ließ seinen Gefährten daher die Ohren mit Wachs verkleben und sich selbst an den Mastbaum binden. Und tatsächlich konnte Odysseus sein Verlangen nach den lieblich singenden Jungfrauen kaum bändigen und bat seine Gefährten, ihn loszubinden. Doch diese befreiten ihn erst, als die „Gefahr" gebannt war.

Heimkehr – das ist die Belohnung nach all der Mühsal. „Als Odysseus aus seinem tiefen Schlummer erwachte, lag die ganze Landschaft in tiefen Nebel gehüllt. Er erkannte sein Vaterland nicht. Trostlos und einsam wankte er am Ufer umher. Sollte eine neue Leidenszeit beginnen? Da gesellte sich ein Hirtenknabe zu ihm, und als Odysseus nach dem Namen des Landes fragte, erfuhr er zu seinem Erstaunen, er stehe auf Ithakas Boden. Der Hirtenknabe, schön wie ein Gott und gekleidet wie ein König, war niemand anderes als Odysseus' göttliche Freundin Pallas Athene! Da warf der edle Dulder sich nieder und küsste den Boden der wiedergewonnenen Heimat" (Carstensen, Richard/ Schwab, Gustav (1998): Griechische Sagen, dtv TB 70314).

Fazit: Hilfe kommt oft unerwartet. Und: Lassen Sie sich helfen – dann geht alles viel leichter, auch das Rauchenaufhören!

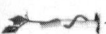

LEKTION 8:
Erkenne dich selbst – welcher Rauchertyp sind Sie eigentlich?

Ehrlichkeit und Selbsterkenntnis – diese beiden Zauberwörter werden Ihnen helfen, rauchfrei zu werden und auch zu bleiben. Schauen Sie genau hin und beobachten Sie Ihre Rauchgewohnheiten, dann können Sie leichter einschätzen, welcher Rauchertyp Sie sind. Starten Sie etwa mit der ersten Zigarette schon morgens vor dem Frühstück – oder kommen Sie bis abends ohne Fluppen aus und erst in der geselligen Runde geht's dann mit dem Qualmen so richtig los? Oder ersetzen Sie mit dem Rauchen abends eine Mahlzeit? Oder qualmen Sie bei beruflicher oder privater Anspannung besonders viel? Am besten ist, wenn Sie sich ein wenig Zeit nehmen, um Ihre täglichen Gewohnheiten zu Papier zu bringen. Sie müssen diese Liste niemandem zeigen, sie ist nur für Sie gedacht.

Welcher Rauchertyp sind Sie?

Versuchen Sie, Ihre Rauchgewohnheiten selbst gut einzuschätzen, beobachten Sie sich genau und lesen Sie dann die folgenden fünf Beschreibungen der verschiedenen Rauchertypen durch: Welchem Muster würden Sie sich am ehesten zuordnen? Ganz klar definierte Abgrenzungen gibt es nicht, die meisten Menschen sind Mischtypen. Versuchen Sie dennoch, die Hauptkategorie festzulegen, die am stimmigsten für Sie ist.

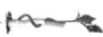

Alles hilft nicht allen!

Es ist sehr wichtig, dass Sie ein Gefühl dafür bekommen, zu welchem Rauchertyp Sie am ehesten gehören. Im Anschluss an die Typenbeschreibung folgen Empfehlungen für Maßnahmen, die bei diesem Rauchertyp besonders fruchten: Denn alles hilft nicht allen! Es ist sehr wichtig, dass Sie genau die Unterstützungen oder Methoden beim Rauchenaufhören in Anspruch nehmen, die zu Ihnen wie ein Schlüssel ins Schloss passen. Ein kleines Beispiel soll dies verdeutlichen: Für den Stressraucher ist es besonders wichtig, dass er auch Methoden anwendet, die ihm helfen, zwischendurch immer mal wieder zu entspannen; sportliche Aktivitäten können für ihn eine große Hilfe sein. Damit kann er den Drang nach einer Zigarette gut und ehrlich kompensieren, denn schließlich raucht er ja vorwiegend, um Dampf abzulassen, wenn Kreislauf und Blutdruck auf Hochtouren sind. Wenn man diesem Stressraucher aber nun ausschließlich Noni-Saft oder eine Ohrakupunktur empfehlen würde, wäre wohl bis auf eine kurzfristige Rauchpause kaum etwas erreicht.

Der Stressraucher

Er greift vor allem in belastenden Situationen zur Kippe, beispielsweise bei Stress am Arbeitsplatz, bei sozialen Konflikten oder bei Beziehungsproblemen. Auch versucht er, vor kniffligen Arbeiten seine Konzentrationsfähigkeit anzukurbeln. Kurzfristig erhält der Nikotinabhängige tatsächlich einen Kick, doch in der Summe kommen Stressraucher auf 20 bis 40 Kippen täglich, und die tragen nicht zu Entspannung und Ausgeglichenheit bei, ganz im Gegenteil: Welcher Stressraucher kennt das nicht, wenn er am nächsten Morgen wie erschlagen aufwacht, hervorgerufen durch unmäßigen Zigarettenkonsum tags zuvor? Der Stressraucher sollte sehr sorgfältig seinen persönlichen Rauchfrei-Plan entwickeln, der gern eine große Maßnahmenpalette enthalten darf! Übrigens: Stress ist der häufigste Beweggrund fürs Rauchen.

Mein Tipp für Ihren persönlichen Rauchfrei-Plan:
Hier geht es in erster Linie darum, den Stress zu reduzieren und/oder besser mit ihm umgehen zu lernen. Immer wieder fällt heutzutage das Schlagwort der Work-Life-Balance: Machen Sie sich Gedanken, wie Sie Arbeit und sinnvolle Freizeitgestaltung unter einen Hut bringen. Besonders wichtig ist, dass Sie mehrmals am Tag in die Entspannung kommen, sei es durch eine Sportart, durch Meditations- oder Atemtechniken. Verschaffen Sie sich auch zwischendurch immer wieder Ruheinseln. Legen Sie einen Wellness-Tag ein oder lesen Sie entspannt, bei einer guten Tasse Tee, ein Buch. Immer 100 Prozent Vollgas zu geben, das funktioniert nicht. Unsere moderne Leistungsgesellschaft möchte dies zwar jedem von uns abgewinnen: Besser ist es, Sie legen vorher selbst die Bremse ein, bevor es Ihr Organismus tut, weil er nicht mehr ständig auf Hochtouren laufen kann. Das Burn-out-Syndrom ist nur eine mögliche Folge. Nikotin triggert Ihr Herz-Kreislauf-System zusätzlich an. Seien Sie sich dessen bewusst, dass

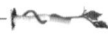

Ihnen die Kippen nicht aus der Stressfalle helfen können.

In der Homöopathie und der Bachblütentherapie gibt es eine Reihe von Mitteln, die helfen, gelassener zu werden. Mit Hilfe der Klopf-Akupressur können Sie sich selbst behandeln, wenn Sie in akute Stresszustände kommen und eigentlich zur Kippe greifen wollen. Und noch eine gute Nachricht: Wenn Sie ein Jahr lang Nichtraucher bleiben, haben Sie das Herzinfarktrisiko bereits um 50 Prozent gesenkt!

Der Genuss- und Gelegenheitsraucher
Typischerweise raucht der Genussraucher nur gelegentlich nach dem Essen. Bei ihm ist keine Nikotinabhängigkeit ausgeprägt, sodass dieser Rauchertyp auch tage- oder wochenweise ganz auf Zigarettenkonsum verzichten kann.

Mein Tipp für Ihren persönlichen Rauchfrei-Plan:
Mal ganz ehrlich: Genussraucher zu sein, davon träumt doch jeder andere Nikotinabhängige! Wer nur in solch großen Intervallen hin und wieder eine Kippe raucht, muss eigentlich gar nicht übers Aufhören nachdenken. Wenn Sie trotzdem ganz von der Kippe loskommen möchten, dann sollten Sie Ihr Augenmerk darauf legen, hauptsächlich neue Genussinseln zu schaffen (aber möglichst keine Desserts & Co.!). Beschäftigen Sie sich vielleicht mit japanischen Teezeremonien. Gönnen Sie sich nach dem Essen eine Tasse exzellenten Tee, den Sie wie in einem Ritual zubereiten. Oder setzen Sie auf

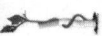
neue Fruchtsaftkompositionen. Auch ein Traumurlaub oder regelmäßige Wellness-Tage stillen Ihr Bedürfnis, „das Leben in vollen Zügen zu genießen", bestimmt! Und für die Rauch-Lust zwischendurch: Gönnen Sie sich hin und wieder eine Kräuterzigarette.

Der Diätraucher
Hier stehen weder Stress, Genuss noch Sucht im Vordergrund, sondern der Wunsch, nicht zunehmen zu wollen. Zugegeben, es kann funktionieren, eine Mahlzeit durch Nikotin zu ersetzen. Aber ist es nicht so, als ob man den Teufel mit dem Beelzebub austreiben wollte? Lieber fröhlicher Nichtraucher als verzagter Schlankheitsraucher, lautet hier die Devise! Wie das geht, lesen Sie in diesem Buch.

Mein Tipp für Ihren persönlichen Rauchfrei-Plan:
Im dritten Teil des Buches erfahren Sie alles über eine gesunde Ernährungsweise, die optimal auf Ihren Stoffwechsel abgestimmt ist. Denn Sie sind nicht allein: Viele Raucher fürchten sich vor einer Gewichtszunahme, wenn sie mit dem Rauchen aufhören. Stellen Sie Ihre Ernährung um und bauen Sie möglichst dreimal pro Woche für jeweils 30 Minuten moderate sportliche Aktivitäten in Ihren Wochenplan ein. Auf diese Art und Weise können Sie den Kippen gerne ade sagen! Auch Schüßler-Salze können dazu beitragen, den Stoffwechsel zu aktivieren.

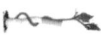

Der Suchtraucher

Seit dem Jahr 2008 weiß man es genau: US-Forscher fanden heraus, dass es nicht vom Willen allein abhängt, wie schwer ein Rauchentzug ist, sondern auch von der Veranlagung. Besonders leiden darunter die Suchtraucher, denn sie haben recht aktive genetische Variationen in ihren Nikotinrezeptoren, die die Abhängigkeit beeinflussen. Besonders davon betroffen sind Jugendliche, die vor dem 17. Lebensjahr mit dem Rauchen begonnen haben, später passionierte Raucher wurden und zudem eine bestimmte Genvariante besitzen. Wie groß die Abhängigkeit ist, zeigt, dass Suchtraucher selbst bei Raucherhusten oder sogar bei lebensbedrohlichen Krankheiten nicht ohne Kippen auskommen können.

Mein Tipp für Ihren persönlichen Rauchfrei-Plan:
Für Sie sind alle Maßnahmen besonders wichtig, die Ihnen die akuten Entzugserscheinungen abzufedern helfen. Besonders in Mitleidenschaft gezogen sind bei Ihnen vermutlich Kreislauf, Nerven und Stimmung. Alle drei Bereiche lassen sich gut mit homöopathischen Mitteln sowie Bachblüten positiv beeinflussen. Auch die Ohrakupunktur ist hilfreich, um das Suchtverlangen zu senken. Bei manchen Menschen hilft das Aufkleben eines Nikotinpflasters, damit der Nikotinspiegel im Blut nicht zu abrupt abfällt. Jetzt ist es zudem besonders wichtig, alle Notfalltricks aus der Kiste zu ziehen, wenn der Schmacht am größten ist. Probieren Sie aus, was Ihnen persönlich hilft, wenn der Hieper kommt:

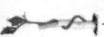

Von exzessivem Joggen bis zum Luftzigaretterauchen ist alles erlaubt!

Der Selbstbewusstseinsraucher

Vermutlich sind Sie weiblich oder noch sehr jung. Hier geht es um das Thema Identitätsbildung, die Hauptmotivation für diesen Rauchertyp. Eine Kippe in der Hand verhilft vermeintlich zu einer erwachseneren, souveräneren oder selbstsichereren Ausstrahlung. Auch kann man die Kippe geschickt dazu nutzen, in bestimmten Situationen Unsicherheiten zu überspielen: zum Beispiel wenn man sich in einer Gruppe fremder Menschen befindet, zu denen noch kein Kontakt besteht. Minderwertigkeitsgefühle, Kontaktscheu und Unsicherheit können mit der Zigarette zwischen den Fingern gut überspielt werden, man hat dann ja immer etwas zu tun und wirkt vermeintlich souverän.

Mein Tipp für Ihren persönlichen Rauchfrei-Plan:
Werden Sie sich bewusst, dass wahre Ausstrahlung und Selbstsicherheit nur von innen kommen. Die Kippe macht Sie nicht zum coolen Marlboro-Cowboy oder zum begehrenswerten Vamp. Für Ihre individuelle Nichtraucher-Strategie können Bachblüten und homöopathische Mittel zum Einsatz kommen, die Selbstliebe und Anerkennung stärken. Auch die Klopf-Akupressur ist eine gute Methode, um positive Leitsätze in Ihrem Unterbewusstsein zu verankern, wie etwa „Ich bin liebenswert". Gibt es etwas in Ihrem Leben, das Sie schon immer machen wollten und in einer Gruppe erlernbar

ist? Nur zu, jetzt ist der richtige Zeitpunkt gekommen. Schreiben Sie sich für einen Kurs an der Volkshochschule, in der Wandergruppe oder im Tanzstudio für Streetdance ein – je nach Alter und Gusto! Kontakte und Anerkennung in der Gruppe sind jetzt besonders wichtig für Sie, Sie werden ganz neue Erfahrungen machen – unter anderem werden Sie merken, dass Sie die Kippe gar nicht mehr brauchen! Und wenn's gar nicht anders geht: Drehen Sie sich eine Kippe mit Kräutertabak – bloß kein Nikotin!

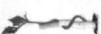

LEKTION 9:
Ihr persönlicher „Rauchfrei-Plan"

Schneidern Sie sich Ihren individuellen „Rauchfrei-Plan". So eine schriftlich niedergelegte Absichtserklärung stärkt zugleich – auch gegenüber Ihrem Unterbewusstsein – Ihren Entschluss, mit dem Rauchen aufzuhören. Reflektieren Sie darüber, zu welchem Rauchertyp (oder zu welchen Rauchertypen) Sie sich am ehesten zugehörig fühlen. Erfahren Sie in den nächsten Kapiteln Wissenswertes über die einzelnen Methoden zum Rauchenaufhören und deren Anwendung. Des Weiteren bekommen Sie eine Fülle von Tipps und Tricks, die akut über den größten Schmacht nach einer Zigarette hinweghelfen können. Entscheiden Sie im Anschluss daran, was am besten zu Ihnen passt und in Ihrem täglichen Leben auch umsetzbar ist. So kann sicher nicht jeder bei Lust auf eine Zigarette zehnmal am Tag zum Nordic Walking gehen. Machen Sie sich also einen ganz individuellen Plan, der für Sie in all Ihren Lebensbereichen stimmig und umsetzbar ist. Seien Sie kreativ im Zusammensetzen der Hilfsmaßnahmen. Es gibt bestimmt einiges, was gut zu Ihnen passt und Sie wirksam beim Aufhören unterstützen kann – auch Methoden und Tipps, die vielleicht nicht in diesem Buch erwähnt wurden. Erfinden Sie einfach selbst welche! Ich will Ihnen im Anschluss ein Beispiel geben, wie solch ein individueller „Rauchfrei-Plan" aussehen kann für die Kombination „Stressraucher und Angst vor Übergewicht". Nutzen Sie für sich die Blankopläne,

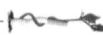

die Sie am Ende des Buches finden, und erstellen Sie sich einen für Sie maßgeschneiderten Plan!

Der Rhythmus macht's!

Sich einen Plan schriftlich zurechtzuschmieden hat vielerlei Vorteile. Zum einen setzen Sie sich schriftlich Ziele. Damit legen Sie den ersten Meilenstein, um Ihre Wünsche Wirklichkeit werden zu lassen, und werden so Ihres eigenen Glückes Schmied. Zum anderen setzen Sie sich mithilfe dieses Rasters für eine gewisse Zeit einen Rhythmus. Dies kann sehr hilfreich sein, denn Rhythmus verleiht Stabilität und unterstützt Ihr Vorhaben.

Zeitzyklen wie beispielsweise der Tag/Nacht-Rhythmus oder die Mondphasen bestimmen das Leben auf der Erde und auch der menschliche Organismus folgt bis in die allerkleinsten Zellstrukturen bestimmten Rhythmen. Herz und Atmung werden durch den Rhythmus synchronisiert und längst schon haben Medizin und Psychologie diesen Rhythmus als stark ordnendes Prinzip erkannt. In vielen Experimenten konnte daher auch nachgewiesen werden, dass „soziale Zeitgeber" wie feste Essenszeiten, Arbeitszeiten oder Schlaf- und Wachzeiten einen positiven Einfluss auf den biologischen Rhythmus haben. Eine Rhythmisierung der sozialen Abläufe kann also eine große Hilfe sein, wenn es beispielsweise um Stressbewältigung während des Rauchenaufhörens geht.

Muster „Rauchfrei-Plan" für die Kombination „Stressraucher und Angst vor Übergewicht"

Genereller Tagesplan (soweit mit der Arbeit vereinbar):

8 Uhr   ½ Stunde Ultralight-Joggen oder Nordic Walken (Stressabbau!)

10 Uhr   Ein frisch gepresster Fruchtsaft (zur Belohnung!)

13 Uhr   Leckeres Mittagessen mit frischer Bio-Ware (zur Belohnung!)

14 Uhr   ½ Stunde Yoga oder Meditation o. Ä. (Stressabbau!)

15 Uhr   Teepause mit hochwertigem Grün- oder Schwarztee für den besonderen Genuss (zur Belohnung!)

16 Uhr   Noni-Saft trinken

17 Uhr   Leckeres Abendessen mit frischer Bio-Ware, vorwiegend Eiweiß und „gute" Kohlenhydrate (zur Belohnung!)

19 Uhr   Bei Bedarf: 1 Stunde Fitnessstudio/Sauna oder ein Wohlfühl-/Basenbad zu Hause machen (Stressabbau, entschlacken!)

21 Uhr   Für die Not: Rohkoststicks aus Karotten und anderen Gemüsen knabbern

Unterstützung aus der Alternativmedizin:
- Schüßler-Salze: 3 x täglich 5 Tabletten Schüßler-Salz Nr. 6 im täglichen Wechsel mit Schüßler-Salz Nr. 10
- Bachblüten: 5 Tropfen Impatiens
- Aus der Neuen Homöopathie: Das Wort „Nikotinabhängigkeit" auf einen Zettel schreiben und mit einem Sinuszeichen versehen; täglich eine Wasserübertragung machen.
- Quantenheilung als Möglichkeit zur Meditation
- 10 x täglich die Affirmation aufsagen: „Ich bin ruhig und in Frieden. Ich bin frei von Nikotinabhängigkeit."

Tipps und Tricks für den größten Nikotindrang:
- Luftzigaretten rauchen
- Sofort Nordic Walking
- Zwischendurch den ultimativen Lieblingssong hören und dazu tanzen
- Die beste Freundin anrufen und erzählen, wie es gerade ist
- „Beschwerdeliste" erstellen und abtelefonieren! (Es gab doch bestimmt immer schon einiges, worüber Sie sich aufgeregt haben. Beschweren Sie sich jetzt, das lässt Dampf ab: bei der Versicherung, der Gemeinde, im Reisebüro, bei der Regierung – tun Sie es einfach jetzt!)
- Notfallkapitel lesen

Sie sehen schon, Rauchenaufhören wird auf diese Art und Weise nicht zu einem elenden Kampf, sondern zu einer recht gesunden „Rundum-Erneuerung": Starten Sie vital durch in einen neuen rauchfreien Lebensabschnitt!

TEIL II:

Hilfreiche Methoden zur Raucherentwöhnung

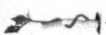

Wer hilft, hat Recht!

Dies ist ein Spruch, ähnlich wie der aus der Medizin („Wer heilt, hat Recht"), der unbedingt auch für die verschiedenartigsten Methoden und Strategien in der Raucherentwöhnung gelten sollte. Allerdings sollte man sich im Klaren darüber sein, dass die meisten Strategien und Unterstützungen lediglich Krücken für den ersten Rauchstopp darstellen. Aber: Sie sind vollkommen legitim! Wenn Sie für sich das Gefühl haben, dass Akupunktur, Nikotinpflaster & Co. eine Unterstützung in der ersten Zeit des Aufhörens bedeuten, dann zögern Sie nicht, sich diese Hilfe zu holen. Effektiver und ganzheitlicher sind sicherlich Methoden oder Heilsysteme, die das Problem an der Ursache anpacken oder die während des gesamten Aufhörprozesses unterstützend wirken – wie etwa die konstitutionelle Homöopathie, Schüßler-Salze oder Entgiftung und Entschlackung.

Wie bereits im vorangehenden Kapitel erwähnt, ist es äußerst sinnvoll, verschiedene Methoden miteinander zu kombinieren und zu ergänzen, besonders, wenn diese gut zu Ihrem Rauchertypus passen. Wichtig ist, dass Sie auch nach den ersten rauchfreien Tagen, an denen Sie vielleicht kreislaufschwach in einer Ecke liegen oder sich siegessicher im Glückstaumel befinden, immer noch bewusst darüber sind, dass Sie sich gerade erst in den Prozess des Nichtraucher-Werdens begeben haben und dass Sie diesen Prozess so gut wie möglich und so lange wie nötig durch weitere Maßnahmen unterstützen können, um dauerhaft Nichtraucher zu

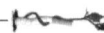

bleiben. Aber Sie schaffen das, denn Sie haben Mittel, Methoden und Motivation – die glorreichen Drei zum erfolgreichen Ausstieg aus der Nikotinsucht!

Lesen Sie nachfolgend, wie Ihnen die einzelnen Methoden und Strategien beim Aufhören helfen können und wie sie funktionieren.

Die Schlusspunkt-Methode

Eigentlich hören Sie ja ständig mit dem Rauchen auf. Selbst der richtige Suchtraucher braucht lediglich jede Viertelstunde eine Kippe, um seinen Nikotinpegel im Blut entsprechend hoch zu halten. Die Schlusspunktmethode ist folglich ganz einfach: Irgendwann einmal zünden Sie sich nach dieser Viertelstunde, wenn der Hieper kommt, einfach keine mehr an, basta! Von jetzt an sind Sie Nichtraucher.

Viele Menschen möchten lieber zu ganz bestimmten Terminen mit dem Rauchen aufhören, etwa an ihrem 40. Geburtstag oder an Silvester. Das Bedeutungsvolle, das in diese bestimmten Termine hineingelegt wird, mag dem einen oder anderen helfen, seine Entscheidung des Rauchstopps zu festigen. Achtung – Gefahr im Verzug: Es gibt eine Gruppe aktiver Raucher, die gerne die Silvestermethode nutzen würde – allerdings wartet sie schon seit Jahren auf den „richtigen" Zeitpunkt... Wenn er nie kommt: Vergessen Sie die Silvestermethode!

Dass bei der Schlusspunkt-Methode auch noch die Wohnung klinisch bereinigt sein soll von Zigaretten, Aschenbecher & Co., halte ich persönlich für übertrieben. Wer rückfällig wird, nur weil er eine Packung Zigaretten herumliegen sieht, hätte es vermutlich sowieso nicht lange ohne Kippen ausgehalten...

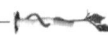

Qualmen bis zum Erbrechen

Die so genannte Aschenbechermethode können Sie für sich alleine durchführen, es werden aber auch Gruppen angeboten. Die Teilnehmer rauchen am Abend vor dem Aufhörtermin so viel, bis ihnen wirklich übel wird. Bei hartgesottenen Kettenrauchern kann das tatsächlich einen tollen Ekeleffekt haben. Am Tag X nutzt man dann die Aversion, die man am Abend zuvor gegen das Rauchen entwickelt hat, als Turbomotor fürs Aufhören. Schwierig wird es sicherlich die nächsten Tage, wenn die Übelkeit und damit auch die Aversion gegen das Rauchen wieder verflogen sind, denn dann wird man vielleicht wieder feststellen: Ich rauche gerne!

Nikotinpflaster und -kaugummi

Nikotinersatzpräparate versorgen den Organismus in den ersten Wochen nach dem Aufhören weiterhin mit Nikotin – das soll laut Herstellerangaben die Entzugserscheinungen mildern. Nikotinpflaster sind leicht anzuwenden, man klebt sie einfach auf die Haut. In gleichmäßiger Dosis geben sie beständig Nikotin an den Körper ab. Je nach Rauchgewohnheiten gibt es stärker und schwächer dosierte Pflaster. Einen ähnlichen Effekt haben Nikotinkaugummis oder -bonbons – wegen ihres Geschmacks allerdings nicht jedermanns Sache. Für die hartgesottenen Ex-Raucher bietet der einschlägige Handel auch ein Nikotinnasenspray, das Nikotin schneller als Pflaster & Co. ins Gehirn leiten soll. Allerdings kann es hierbei manchmal zu Reizungen der Schleimhäute kommen.

Ob es hilfreich ist, den Organismus langsam oder eher auf einen Schlag vom Nikotin zu entwöhnen, wird so kontrovers diskutiert wie die Methoden selbst.

Mein persönlicher Tipp: Wenn Sie nicht mehr blutjung sind und sehr lange Jahre geraucht haben, empfehle ich als schonendere Variante für Ihren Organismus unbedingt einen langsamen und sanften Nikotinentzug. Das abrupte Absetzen dieses Suchtgifts versetzt Ihrem Körper sonst einen richtigen „Stoffwechselschock": Je jünger man ist, umso besser kann der Organismus damit fertigwerden. Besser für den Organismus ist sicher das geplante Aufhören, bei dem man zunächst die Zigarettendosis von Tag zu Tag senkt, bis der Tag X gekommen ist – Suchtraucher schaffen dies aber kaum.

Bei der Verwendung von Nikotinpflastern empfehle ich ebenfalls die individuelle Anwendung – ganz nach Ihrer Façon. Halten Sie sich nicht unbedingt an die vom Hersteller empfohlene Dosierung, schließlich möchte die Industrie so viele Pflaster wie möglich verkaufen. Auch wenn auf der Packungsbeilage steht, dass man dies nicht tun soll: Halbieren Sie ruhig die Pflaster, oder kleben Sie sich nach einiger Zeit nur noch geviertelte Pflästerchen zum ganz langsamen Ausklingen auf. Vertrauen Sie dabei ganz Ihrer Intuition, welche Dosis Ihnen guttut. Sie könnten Nikotinpflaster und Nikotinkaugummis auch als eine Art „Notration" bei sich zu Hause aufbewahren – für den Fall der Fälle. Denn Nikotinersatzpräparate sollen vor allem Entzugserscheinungen lindern, die sich negativ auf Ihre Stimmungslage auswirken: Aggression, Wut, Depression ...

Bevor Sie also die Tapeten von Ihren Wänden abfieseln, über Ihre Liebsten einen Wutanfall nach dem anderen ablassen und dann doch wieder zur Kippe greifen wollen, bevor Sie also in die Luft gehen ...: Greifen Sie zum Nikotinpflaster, es kann Ihnen in diesem Fall vermutlich gut Abhilfe verschaffen! Und vielleicht hilft das Aufkleben auch schon deshalb ein wenig, weil Sie sich selbst ein kleines Trostpflästerchen angebracht haben.

Achtung: Wer Nikotinpflaster benutzt und während dieser Zeit einen Rückfall erleidet, jagt sich mit dem zusätzlichen Rauch gleich die doppelte Nikotindosis

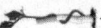

ins Gehirn: Herzrasen und Kreislaufschwäche nicht ausgeschlossen!

Aus dem Chemielabor:
Anti-Raucher-Pillen

In Wirklichkeit war die erste Anti-Raucher-Pille Zyban gar keine. Dieser Effekt wurde nämlich ganz nebenbei entdeckt, als Ärzte feststellten, dass ihre Patienten (häufig Kettenraucher), die mit dem Psychopharmakon Zyban behandelt wurden, plötzlich nicht mehr rauchten, weil sie ganz einfach kein Verlangen mehr nach einer Kippe hatten. Wie der Wirkstoff Bupropion den Schmacht nach dem Rauchen senkt, ist allerdings nicht genau bekannt. Man vermutet ein Zusammenspiel der Nikotinrezeptoren im Gehirn mit einer damit verbundenen erhöhten Ausschüttung der Glückshormone Dopamin und Noradrenalin und möglicherweise Serotonin – ein fröhlicher Wirkstoffcocktail, der dem Trübsalblasen und wohl auch dem Rauchen ein vorläufiges Ende setzt. Inzwischen gibt es noch eine weitere Anti-Raucher-Pille aus dem Chemielabor, Champix. Für extreme Suchtraucher, die wegen eventuell bestehender akuter Erkrankungen sofort aufhören müssen, mag die ein oder andere Anti-Raucher-Pille tatsächlich das Medikament der Wahl sein, doch sollte man sie nur unter ärztlicher Aufsicht einnehmen, weil es zu gravierenden Nebenwirkungen wie Schlafstörungen, Krämpfen, Benommenheit oder trockenem Mund kommen kann. Praktisch für den Raucher ist, dass ihn Anti-Raucher-Pillen wirklich zum fröhlichen Nichtraucher werden lassen – allerdings nur während der Zeit der Einnahme! Denn trotz der guten kurzfristigen

Wirkung ist die langfristige Erfolgsquote enttäuschend. Diese Anti-Raucher-Pillen sind verschreibungspflichtige Medikamente und nur auf Rezept erhältlich. Die Kosten müssen Sie selbst tragen.

In den letzten Jahren wollte sich eine weitere Anti-Raucher-Pille auf dem Markt positionieren: Rimonabant (Acomplia). Dieses Medikament sollte nicht nur die Nikotinsucht auslöschen, sondern gleichzeitig auch die Hungergefühle, da die neue Pille auch bei Adipositas (Fettsucht) wirken soll. In den USA wurde das Medikament jedoch wegen möglicher psychischer Schadwirkung nicht zugelassen, hierzulande ruht die Zulassung.

Zwei große Pharmakonzerne entwickeln derzeit sogar Impfstoffe gegen Nikotinsucht. Sie sollen in den nächsten Jahren auf den Markt kommen.

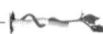

Rauchfrei durch Kräuterzigaretten

Nikotinabhängigkeit ist die eine Sache – mit Ritualen wie dem Rauchen zu brechen, eine ganze andere. Warum nicht zunächst das erste Problem lösen und sich später um das andere kümmern? Diesen Gedankenansatz verfolgt die „Kräuterzigarettenmethode". Zugegeben, dem Hardcoreraucher wird die Kräuterzigarette am Anfang nicht so recht schmecken, fehlt doch der Stoff, nach dem er eigentlich verlangt: Nikotin. Aber dennoch, man kann sie durchaus rauchen und muss nicht gleich mit allen Gewohnheiten auf körperlicher und geistiger Ebene brechen. Wenn Sie wollen, dürfen Sie sogar Ihr Leben lang Raucher bleiben – aber nikotinfrei. Dieser Gedanke nimmt viel Druck und bringt Freiheit!

Es gibt inzwischen eine Menge wohlschmeckender Kräutermischungen auf dem Markt, bestimmt auch etwas für Ihren Geschmack. Wie wäre eine Kräutermischung mit frischem Minzgeschmack, oder bevorzugen Sie eher wohlschmeckende Damianablätter, die eine schon uralte Tradition bei den Indianern Südamerikas haben? Oder darf's lieber Rotklee und Holunder sein?

Für manche Rauchertypen, die eine hohe psychische Abhängigkeit aufweisen, ist es tatsächlich ideal, zuerst mit der körperlichen Abhängigkeit zu brechen und später die psychische zu bearbeiten. Diesen Weg beschritt auch die Autorin und Börsen-Redakteurin Christine Engelbrecht, die so ihren persönlichen Nikotinausstieg vom Kettenrauchen schaffte. In Ihrem Buch „Leben ohne Nikotin, die Kräuterzigarettenmethode" berichtet sie über ihre Erfahrung: „Nachdem ich die erste Kräuterzigarette geraucht hatte, wusste ich, dass dies meine Rettung sein würde. Ich konnte erst einmal die Sucht nach Nikotin loswerden, ohne gleichzeitig mit dem Rauchen aufhören zu müssen."

Aber nicht nur für bestimmte Rauchertypen können Kräuterzigaretten ein Rettungsanker sein, auch als Notfallmittel sind sie ideal, wenn der Hieper kommt. Wenn gar nichts anderes mehr hilft, drehen Sie sich lieber eine Kräuterzigarette, als eine mit Nikotin zu rauchen – beim Nikotin erleben Sie sofort einen Rückfall, die Kräuterzigarette macht Sie nicht abhängig und schmeckt doch besser als gar nichts!

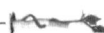

Ohrakupunktur:
Mit Nadeln gegen die Sucht

In der Traditionellen Chinesischen Medizin wird die Akupunktur schon seit über 4.000 Jahren praktiziert. Sie basiert auf der Lehre, dass der Körper von Energieströmen durchzogen ist (Meridiane), durch die die Lebensenergie Qi fließt. Die Energieströme, die ihrerseits wieder in Beziehung zu den einzelnen Organen stehen, können über 361 Akupunkturpunkte mittels Nadelung stimuliert werden.

Als Sonderform der Akupunktur gilt die Ohrakupunktur, die davon ausgeht, dass sich im Ohr das Abbild des gesamten Menschen widerspiegelt. Hier befinden sich ganze 108 Akupunkturpunkte – darunter auch die „Suchtpunkte", die der Akupunkteur zur Nikotinentwöhnung im rechten und im linken Ohr nadeln kann.

Heutzutage verwenden Akupunkteure bei der Suchtbehandlung meist „Dauernadeln", die für einige Zeit in den Ohren verbleiben. Um die Suchtpunkte nachhaltig zu stimulieren, sollten die Dauernadeln hin und wieder mit den Fingern gedreht oder es sollte ein Magnet kreisförmig über den eingestochenen Dauernadeln hin- und herbewegt werden. Das ist eine gute Spontanhilfe, wenn das Rauchverlangen gerade besonders stark ist.

Die Kosten für die Akupunktur werden inzwischen für verschiedene Indikationen von den gesetzlichen Kassen übernommen. Fragen Sie in jedem Fall bei Ihrem Leistungsträger nach, ob der finanzielle Aufwand für eine Ohrakupunktur zum Raucherentzug erstattet wird. Falls nicht, sollte Sie das dennoch nicht von einer Terminvereinbarung mit dem Akupunkteur abhalten: In den meisten Fällen ist nur eine einzige Sitzung notwendig! Das macht die Ohrakupunktur weitaus kostengünstiger als Nikotinpflaster oder Pillen über mehrere Wochen. Und: Nach einer Woche ohne Zigaretten haben Sie diese „Investition" vermutlich schon wieder „drin".

Alternativ zur Ohrakupunktur gibt es seit Kurzem eine neue Selbsttherapie: Anstelle von Nadeln werden an einem bestimmten Punkt am Ohr zwei mit Gold überzogene Magneten platziert. „Zerosmoke" ist eine neue, patentierte Methode, bei der durch die Anregung bestimmter Punkte im Ohr Neurotransmitter (Botenstoffe) zur Produktion von Endorphinen („Glückshormonen") veranlasst werden. Dabei werden die beiden kleinen Magneten einander gegenüber an vorgegebenen Stellen im Ohr positioniert. Aufgrund der gegenseitigen Anziehung wird ein stimulierender, kontinuierlicher Reiz ausgeübt, der die Neurotransmitter aktiviert: Das Verlangen zu rauchen lässt nach und schwindet laut Herstellerangaben völlig. Die Magneten werden lediglich drei bis maximal vier Stunden pro Tag für zunächst eine Woche angewendet. Auch hier gilt: Bereits nach knapp zwei Wochen hat der Kettenraucher die Investition für die kleinen Anti-Raucher-Magneten wieder drin…

Unterstützung durch Homöopathie

Die Kunst des „naturgesetzmäßigen Heilens" wurde von dem Meißener Arzt Samuel Hahnemann (1755–1843) begründet. Durch Selbstversuche stieß Hahnemann auf den revolutionären Leitsatz der Homöopathie: „Similia similibus curentur" („Ähnliches wird durch Ähnliches geheilt"). Dieses Heilungsgesetz besagt, dass Mittel in einer starken Dosierung beim gesunden Menschen bestimmte Symptome hervorrufen. Wird Kranken mit den gleichen Symptomen diese Arznei in verdünnter Dosis („potenziert") verabreicht, trägt diese zur ganzheitlichen Heilung bei.

Krankheit bezeichnete Hahnemann als „die Verstimmung des Lebenskräfte-Waltens". Ein bestimmter Impuls zum richtigen Funktionieren des Organismus fehlt. Und das passende homöopathische Mittel liefert diese fehlende Information zum richtigen Funktionieren des komplexen menschlichen Systems.

Es kann daher gut sein, dass während einer homöopathischen Behandlung von ganz allein der Wunsch auftaucht, mit dem Rauchen aufhören zu wollen – sozusagen als „Nebeneffekt". Wenn Sie ganz gezielt aufhören möchten, kann Ihnen Ihr Homöopath eine Reihe von homöopathischen Mitteln verordnen, die Sie unterstützend ab dem Tag X einnehmen können – etwa Nicotinum – das homöopathisch aufbereitete Nikotin. Homöopathische Mittel, die bei der Raucherentwöhnung eingesetzt werden, können zum Beispiel Ekel und Abneigung gegen Zigaretten hervorrufen – den

Glimmstängel lassen Sie dann glatt links liegen. Caladium sanguinum kann helfen, wenn nach dem Aufhören nervöse Störungen wie Schlaflosigkeit auftreten. Des Weiteren gibt es viele homöopathische Mittel, die auch Ihr psychisches Befinden stabilisieren können.

Die Kosten für homöopathische Mittel werden leider nicht mehr von den Krankenkassen übernommen. Sie erhalten die Arzneien jedoch rezeptfrei in der Apotheke. Dennoch möchte ich an dieser Stelle keine Liste oder Empfehlung möglicher Mittel zur Selbstmedikation geben, weil die Auswahl des richtigen „Similes" in der richtigen Potenzierungsstufe der heilkundige Homöopath treffen sollte.

Erleichterung durch Schüßler-Salze

von Angelika Gräfin Wolffskeel von Reichenberg

Angelika Gräfin Wolffskeel von Reichenberg ist Heilpraktike-rin, Schüßler-Expertin und Autorin des Ratgeber-Buches „Die 12 Salze des Lebens – Biochemie nach Dr. Schüßler". Sie erklärt, wie Schüßler-Salze die Gesundheit unterstützen und den Nikotinent-zug erleichtern können.

Der Oldenburger Arzt Dr. Wilhelm Heinrich Schüß-ler entdeckte Ende des 19. Jahrhunderts die große Bedeutung von Mineralsalzen und Spurenelementen. Jede einzelne Körperzelle benötigt zum Funktionie-ren bestimmte lebensnotwendige Mineralstoffe, die in ähnlicher Form und Konzentration in jedem Men-schen vorkommen. Er wies zwölf besonders wichtige Mineralsalze nach, die in natürlicher Weise im Kör-per beziehungsweise in den Organen vorkommen, und zeigte, welche Aufgaben sie haben und welche Beschwerden mit Mineralstoffstörungen einhergehen. Auch wenn ausreichend Mineralstoffe in der Nahrung enthalten sind, gelangen sie nicht immer dorthin, wo sie gerade am dringendsten benötigt werden. Um eine solche Verteilungsstörung zu beseitigen, bereitete Dr. Schüßler die „12 Salze des Lebens" so auf, dass sie für die Körperzellen zugänglich sind und somit die bioche-mischen Abläufe wieder normalisieren können. Fehlt auch nur eine dieser Mineralstoffverbindungen – im Sinne von Verteilungsstörungen – arbeiten die mensch-lichen Zellen nicht mehr richtig. Sind diese kleinsten

Einheiten des Körpers nicht im Gleichgewicht, kann es zu Fehlreaktionen und schließlich zu Beschwerden kommen.

Um dem Körper die Salze in einer geeigneten Form zuführen zu können, wandte der homöopathisch bewanderte Arzt das Prinzip der Potenzierung an. Dieser spezielle Verdünnungsprozess ermöglicht es, die Mineralsalze für die menschliche Zelle aufzuschließen.

Heute gelten die Schüßler-Salze als erfolgreiche Methode zur Selbstmedikation, auch weil die Übersicht mit zwölf Mineralsalzen sehr überschaubar ist. Die Mittelwahl richtet sich nach Ausscheidungen, Absonderungen, Zungenzeichen, Antlitzdiagnose und dergleichen. Gerade für die so genannte prophylaktische Einnahme, also zur Vorsorge gegen Krankheiten und zur Gesunderhaltung, für die Nachbehandlung, für die Regeneration und Rekonvaleszenz ist es von großem Vorteil, dass die biochemischen Mineralsalze völlig unbedenklich sind und auch über einen längeren Zeitraum hinweg in hoher Dosierung eingenommen werden können. Nebenwirkungen gibt es so gut wie keine. Lediglich Diabetiker müssen den Gehalt an Milchzucker auf ihre Broteinheiten anrechnen.

Auch bei der Nikotinsucht bieten Schüßler-Salze eine gute Hilfe und können Erleichterung bringen.

Nach langjährigem, übermäßigem Nikotingenuss sind häufig Bronchien und Lunge angegriffen, das Immunsystem fährt herunter; eine eventuell vorhandene Schädigung im Magen-Darm-Trakt (Durchfall, Verstopfung, Schleimhautreizungen wie zum Beispiel Colitis)

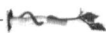

findet möglicherweise ihren Ursprung im Rauchen. Auch Nervosität, Bluthochdruck, Gefäßprobleme wie Arteriosklerose, Venenleiden und andere können in Erscheinung treten.

Begleitend zum Nikotinentzug empfehle ich daher folgende Schüßler-Salze:

Zur Anregung und zur Verbesserung des Stoffwechsels:

Lutschen Sie 3 x täglich 5 Tabletten des Schüßler-Salzes Nr. 6 Kalium sulfuricum D 6. Am besten im täglichen Wechsel mit Schüßler-Salz Nr. 10 Natrium sulfuricum D 6, von dem Sie ebenfalls 3 x täglich 5 Tabletten lutschen.

Diese beiden Salze haben ihren Ansatz im Leberstoffwechsel. Sie helfen, Sauerstoff ins venöse Blut zu bringen und weiterhin Schlackenstoffe und Gifte aus dem Gewebe zu lösen und anschließend aus dem Körper auszuschwemmen.

Um den Stoffwechsel zu entsäuern:

Grundlage für eine nachhaltige Entwöhnung ist eine basenreiche Kost. Zu einer vernünftigen Ernährung gehören frisches, gedünstetes Gemüse, reifes Obst – jedoch nicht nach 15 Uhr –, Getreide geschrotet und gekocht. Der Verzehr von tierischem Eiweiß ist einzuschränken; nach 15 Uhr verzichten Sie am besten ganz darauf. Zucker, Weißmehle, Süßes und Schleckereien, vor allem Kuhmilch (denaturiert) und Hühnereiweiß sollten Sie am besten ganz meiden.

Milch und tierische Eiweiße sind an der Entmineralisierung der Knochen (Osteoporose) enorm beteiligt und tragen zu einer Stoffwechselübersäuerung in hohem Maße bei. Eine gute Entsäuerung hilft, das Suchtverhalten und das Verlangen nach Nikotin zu verändern.

Bei Verlangen nach Nikotin:
Als Zigaretten-Ersatz lutschen Sie eine Tablette des Schüßler-Salzes Nr. 7 Magnesium phos. D 6 – und zwar so oft, bis das Verlangen aufgehört hat.

Zur Entsäuerung:
- Morgens: Schüßler-Salz Nr. 9 Natrium phos. D 6 – 5–10 Tabletten in etwas kochendem Wasser auflösen und auf Mundtemperatur abgekühlt kauend trinken.
- Vormittags: Salz Nr. 8 Natrium chlor. D 6 – 2 x 2 Tabletten im Abstand von ½ Stunde lutschen.
- Gegen 14 Uhr: Salz Nr. 10 Natrium sulfuricum D 6 – 2 x 2 Tabletten im Abstand von ½ Stunde lutschen.
- Abends: Salz Nr. 11 Silicea D 12 – 2 x 2 Tabletten im Abstand von ½ Stunde lutschen.
- 1 x pro Woche (gegen 14 Uhr): Leberwickel mit Schüßler-Salbe Nr. 6 im Wechsel mit Nr. 10.
- Jeden Abend den rechten Rippenbogen mit Schüßler-Salbe Nr. 6 im Wechsel mit Nr. 10 einreiben.
- 2 x pro Woche in ein Basenbad gehen oder Basensocken anziehen (Anleitungen hierfür finden Sie in der Fachliteratur über den Säure-Basen-Haushalt).

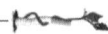

- Sorgen Sie für ausreichende Bewegung und neutrale Flüssigkeit (abgekochtes Wasser, dünne Kräutertees). Trinkmenge in Litern/Tag: Körpergewicht in kg x 35/1.000.

Falls Verstopfung auftreten sollte:
- Um den Stuhlgang zu fördern: Schüßler-Salz Nr. 10 Natrium sulf. D 6 – abends 10 Tabletten in einem Glas mit heißem Wasser auflösen und schluckweise kauend trinken.
- Falls der Darm zu träge ist: Geben Sie zusätzlich noch Schüßler-Salz Nr. 11 Silicea D 12 dazu.
- Zur Entspannung gönnen Sie sich am Abend eine Bauchmassage mit Salbe Nr. 7.

Bei aktuellem Nikotinentzug:
- Lutschen Sie 3–5 x täglich 2–3 Tabletten von Schüßler-Salz Nr. 14 Kalium bromatum D 6.
- Um die Anspannung herabzusetzen, empfehle ich Schüßler-Salz Nr. 7 Magnesium phos. D 6: Lösen Sie jeden Abend 10 Tabletten in heißem Wasser auf und trinken Sie die Mischung schluckweise kauend vor dem Schlafengehen.
- Bei Verlangen nach einer Zigarette lutschen Sie sofort Schüßler-Salz Nr. 7 Magnesium phos. D 6.

Zur Nachbetreuung nach dem Nikotinentzug:
- Lutschen Sie 3 x täglich Schüßler-Salz Nr. 6 Kalium sulf. D 6, um die Wiederherstellung der Lungenbläschen zu unterstützen. Im täglichen Wechsel mit

Schüßler-Salz Nr. 11 Silicea D 6 – ebenfalls mit 3 x täglich 3 Tabletten.

- Nehmen Sie diese Salze über mehrere Monate hinweg ein.

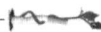

Mit Bachblüten gegen den blauen Dunst

Die Entschlusskraft stärken mit Bachblüten

Der englische Arzt Edward Bach (1886–1936) entwickelte mit seiner Blütentherapie eine völlig neue, natürliche und sanfte Behandlungsmethode. In den letzten acht Jahren seines Lebens entdeckte der Arzt 37 Pflanzen, mit denen negative seelische Gemütszustände behandelt werden können. Als 38. Präparat nahm er unberührtes, reines Quellwasser in sein Blütensystem auf, dem schon von jeher eine heilende Wirkung zugeschrieben wurde. Mit dem wohl bekanntesten Kombinationspräparat, „Rescue Remedy", den Notfalltropfen, wurden die 38 Bachblüten dann vervollständigt.

Inzwischen wird die Bachblüten-Therapie weltweit praktiziert, auch viele Schulmediziner setzen diese alternative Heilmethode begleitend zu anderen Therapieoptionen ein.

Energetisierte Blütenessenzen

Zur Gewinnung der Blütenessenzen entwickelte Bach zwei Methoden der Herstellung, die noch heute Bestand haben: die Sonnenmethode und die Kochmethode. Bei beiden Herstellungsarten werden die Blüten frisch gepflückt, mit Quellwasser bedeckt und dann je nach Verfahren entweder in die Sonne gestellt oder eine halbe Stunde lang gekocht. Jeweils wird das Wasser durch die Blüten energetisiert: Die Essenz der Blüten geht in das Wasser über. Als Konservierungsmittel wird Alkohol zugesetzt und das Ganze wird in

braune Glasflaschen, die so genannten „Stockbottles", abgefüllt.

Jedes Symptom – ein Weinen der Seele

Nach Bach hat jede Erkrankung ihren Ursprung in der Seele. Eine Behandlung mit Bachblüten wirkt sanft auf verletzte Emotionen ein und stärkt das innere Gleichgewicht, ideal also für alle, die sich auf das Glatteis des Rauchenaufhörens begeben und nicht wanken wollen! Vor jeder Anwendung sollte eine kritische Selbstbeobachtung stattfinden, um die richtigen Blüten zu wählen, die zur individuellen Behandlung nötig sind. Am besten ist: Fragen Sie einen Therapeuten, der in der Bachblüten-Therapie kundig ist.

So nehmen Sie Bachblüten richtig ein:
Geben Sie einige Tropfen einer Bachblüten-Essenz in ein kleines Glas mit stillem Mineralwasser und trinken Sie diese Mischung schluckweise. Menschen, die viel Erfahrung mit der Einnahme von Bachblüten haben, bezeichnen sie als „flüssige Energie".

Bachblüten für Raucher

Die Nichtraucher-Kombination „Abschied
vom blauen Dunst":
Für die Raucherentwöhnung hat sich eine bestimmte Bachblüten-Kombination bewährt, die Sie selbst herstellen können. Wer nicht im Besitz der einzelnen

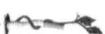

Stockbottles ist, fährt allerdings weitaus günstiger, sich ein Fläschchen der schon fertig gemischten Nichtraucher-Kombination „Abschied vom blauen Dunst" im Handel zu bestellen (Bezugsquelle im Anhang).

Anleitung zur Herstellung
der Nichtraucher-Kombination:
Füllen Sie in ein 30 ml-Medizinfläschchen 10 ml Alkohol (Brandy oder Weinbrand), 20 ml Quellwasser oder stilles Mineralwasser (ohne Kohlensäure; kein destilliertes Wasser!) und jeweils zwei Tropfen aus der „Stockbottle" (Vorratsflasche) folgender Blütenmittel: 1. Agrimony, 7. Chestnut Bud, 12. Gentian, 16. Honeysuckle, 18. Impatiens, 33. Walnut.

Vor der ersten Einnahme gut schütteln. Geben Sie vier bis fünf Tropfen auf die saubere Handinnenfläche und nehmen Sie diese mit der Zunge auf. Vor dem Schlucken behalten Sie die Tropfen noch einen Moment im Mund. Diese Blütenmischung nehmen Sie viermal täglich. Die 30 ml-Blütenmischung der Einnahmeflasche reicht etwa sechs Wochen.

Für die Unentschlossenen:
Wer Zweifel hat, ob seine Entscheidung, mit dem Rauchen aufzuhören, wirklich fest genug verankert ist, der profitiert von der Bachblüte Scleranthus. Sie ist besonders für nervöse Menschen geeignet, denen es schwer-

fällt, Entscheidungen zu treffen, und die häufig unter Stimmungsumschwüngen leiden.

Bei übermächtigem Verlangen nach einer Zigarette:
Wenn das Verlangen nach einer Zigarette übermächtig wird, können Sie einen Tropfen Gentian in ein Glas Wasser geben und schluckweise trinken, bis das akute Verlangen vorüber ist.

Der schnelle Helfer in der Not – Rescue Remedy:
Die Notfall-Tropfen sollten in keiner Hausapotheke fehlen. Sie enthalten die Bachblüten Star of Bethlehem, Rock Rose, Impatiens, Cherry Plum und Clematis und leisten schnelle Erste Hilfe bei jeder Art von außergewöhnlichen Belastungen, wie zum Beispiel Prüfungsangst oder emotionalen Schockzuständen. Auch wer buchstäblich bei der Raucherentwöhnung aus der Haut fahren möchte, sollte es unbedingt mit Rescue-Tropfen versuchen – sie verhindern möglicherweise den Griff in die Zigarettenschachtel, den man ansonsten in einem emotional unkontrollierten Zustand unternommen hätte! Auch bei sehr starken Entzugserscheinungen unterstützen die Notfall-Tropfen Körper und Seele.

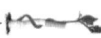

Geheimtipp: Noni-Saft!

Die Noni-Frucht – häufig als Göttin aller Heilpflanzen bezeichnet – findet zunehmend auch bei der Raucherentwöhnung Anwendung. Sie besitzt ein so breites Wirkspektrum, dass man sie begleitend nahezu gegen jede Krankheit einsetzen kann – ganz gleichgültig, ob es sich um Depressionen, Nierenprobleme, Harninkontinenz, Krebs oder eben um die Nikotinsucht handelt.

Dass diese Südseefrucht so heil- und gesundheitsaktiv ist, liegt vorwiegend an ihrem einzigartigen Enzymreichtum: Noni besitzt etwa 800-mal mehr Enzyme als die Ananas! Und das Besondere ist, dass sie nicht nur Enzyme in großen Mengen aufweist, sondern auch fast alle Kofaktoren wie zum Beispiel wichtige Aminosäuren, zehn von elf Koenzymen sowie etliche Substrate oder deren Vorstufen, die ein Maximum an enzymatischer Aktionsenergie freisetzen.

Zur Unterstützung bei der Raucherentwöhnung spielt zudem ein bis vor Kurzem noch unbekannter Wirkstoff eine große Rolle – das Xeronin. Erfreulicherweise enthält die Noni-Frucht hohe Konzentrationen an Proxeronin und Proxeronase, aus denen im Körper das nicht frei existierende Xeronin gebildet werden kann. Nur wenn ausreichend Xeronin vorhanden ist, können sich auch die Zellen alle hundert Tage regenerieren. Für die Zelle ist diese Substanz wichtig, um Nährstoffe aufzunehmen, Schadstoffe auszuschleusen und den Stoffwechsel funktionsgerecht ablaufen zu lassen.

Martina Seifen, Buchautorin und Noni-Saft-Expertin, erklärt den positiven Wirkmechanismus der Noni-Frucht bei der Raucherentwöhnung: „Xeronin ist ein wichtiger Baustein in unseren Zellen. Das Nikotin in der Tabakpflanze gleicht allerdings der Xeronin-Struktur so sehr, dass es die Proteine in unserem Körper täuschen kann. Das bedeutet: Das Nikotin nimmt den Part des Xeronins im Protein ein und aktiviert es – auf fatale Weise. Das ist der Beginn der Abhängigkeit. Das Verlangen nach Zigaretten wird immer größer. Denn viele Proteine im Körper brauchen jetzt die Nikotinmoleküle, um gut zu funktionieren, genauso wie sie vorher das Xeronin-Molekül gebraucht haben. Je mehr man raucht, desto mehr Moleküle werden von Xeronin-Molekülen zu Nikotin-Molekülen umgewandelt. Das Rauchen aufzugeben wird deshalb immer schwieriger."

Hier unterstützt die Einnahme des Noni-Safts die Raucherentwöhnung: Damit kann der Körper wieder ausreichend „echtes" Xeronin bilden und anstelle des Nikotins in die Proteine einbinden.

Erstmals erforscht hat die Wirkung der Noni-Frucht der auf Hawaii lebende Biochemiker Dr. Ralph Heinicke. Nach seinen Beobachtungen empfiehlt es sich, bei sehr starker Nikotinabhängigkeit in der Anfangsphase der Rauchentwöhnung ein paar Tropfen Noni-Saft stündlich einzunehmen. Die Wirkung wird verstärkt, wenn die Tropfen mit einer Pipette unter die Zunge gebracht werden. Dadurch gelangt das Proxeronin über die Schleimhäute direkt ins Blut – schneller als über den Verdauungstrakt. Mit dieser Dosierung solle man sich, so Heinecke, bereits innerhalb von drei Tagen von der Nikotinsucht befreit haben. Bei einer groß angelegten Studie (Solomon-Analyse) gaben 58 Prozent der Beteiligten an, durch Noni-Saft von der Nikotinsucht losgekommen zu sein.

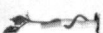

Neue Homöopathie – Medizin zum Aufmalen

So wird ein ganzheitliches Heilsystem bezeichnet, das auf der Anwendung von Zeichen und Symbolen beruht. Es basiert auf den Erkenntnissen des Wiener Forschers Erich Körbler (1936–1994). Inzwischen arbeiten weltweit viele Therapeuten mit dieser Methode und haben sie weiterentwickelt oder mit anderen Therapieformen kombiniert. Daher treffen wir die Neue Homöopathie auch unter anderen Namen an wie zum Beispiel Praxisorientierte Neue Homöopathie, Resonanztherapie, Informations- oder Zeichenmedizin.

Die Neue Homöopathie spannt einen Bogen zwischen der Traditionellen Chinesischen Medizin, Radiästhesie und neuesten Erkenntnissen aus der Quantenphysik. Daher reiht man dieses ganzheitliche Heilsystem auch unter dem Überbegriff Quantenmedizin ein. Die Quantenmedizin bezieht wissenschaftliche Kenntnisse aus der Quantenphysik in Diagnose und Therapie mit ein, sie geht davon aus, dass der Mensch aus einer Art Informationsmatrix aufgebaut ist. Heilung bedeutet in physikalischem Sinne also, dass eine Informationsveränderung zur rechten Zeit am rechten Ort hergestellt wurde. Denn: Alles schwingt! Ob Steine, Farben, Mikroorganismen, Menschen oder geometrische Zeichen – alles, was existiert, schwingt, sendet Informationen aus und steht miteinander in Verbindung (morphogenetisches Feld).

Mithilfe der Körbler'schen Strichcodes (einfache geometrische Zeichen: ein bis acht parallele Striche, Sinuskurve, Ypsilon) können disharmonische Schwingungen verändert werden. Wie eine Antenne verändert auch jeder gemalte Strich die Schwingung. Die Striche oder Symbole werden direkt auf Akupunkturpunkte des Meridiansystems aufgezeichnet, man spricht daher auch von *Medizin zum Aufmalen.*

Körperbemalungen von Urvölkern sowie bei den Indianern oder die Tätowierungen auf Geschwüren bei dem berühmten Urmenschen „Ötzi" dienten also nichts anderem als dem Schwingungsausgleich, der Selbstregulation des Organismus und damit der Heilung.

Zudem bietet das System der Neuen Homöopathie die Möglichkeit der Informationsübertragung auf Wasser, was sich vorzüglich unterstützend zum Nikotinentzug eignet: Man kann die Schwingung einer Substanz auf Wasser in einem Glas übertragen – Medikamente, die auf feinstofflicher Ebene wirken, können auf diese Art und Weise selbst kostenlos hergestellt werden.

So lässt sich beispielsweise die süchtig machende Schwingung der Lieblingszigarette „umkehren" und auf Wasser übertragen – Sie produzieren damit quasi ein Gegenmittel zu Ihrer individuellen Zigarettenabhängigkeit. Stellen Sie sich dieses informierte Wasser her, noch bevor Sie mit dem Rauchen aufgehört haben.

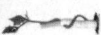

Bei einer Wasserübertragung
wird die Information von links
nach rechts übertragen.

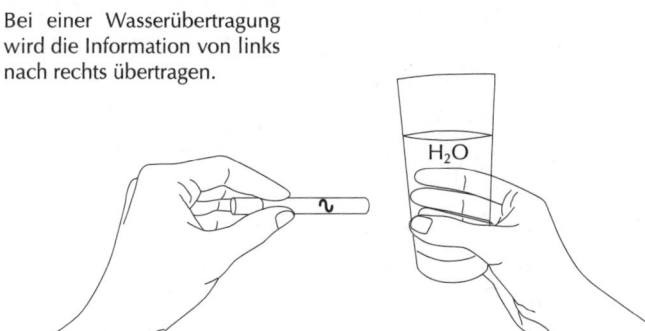

Und so geht's: Malen Sie ein Sinuszeichen auf die
Zigarette. Zünden Sie die Zigarette an und nehmen Sie
diese in die linke Hand. In der rechten Hand halten Sie
ein Glas Wasser. Stellen Sie sich für rund 30 Sekunden mit Gedankenkraft vor, dass die Schwingung der
Zigarette mit dem Sinuszeichen jetzt auf das Wasser
übertragen wird. Füllen Sie das Wasser nun in ein ver-
schlossenes Glas und bewahren Sie es für die Zeit des
Rauchentzuges auf. Damit hat der noch aktive Raucher
ein Hilfsmittel parat – wann auch immer der Tag X kommen mag und er sich zum Nichtrauchen entscheiden
wird. Ab diesem Tag kann ihm das derart präparierte
Wasser helfen, die schlimmsten Entzugserscheinungen
zu mildern, indem der Ex-Raucher bei jedem sehr starken Verlangen nach einer Zigarette ein paar Tropfen
der Lösung in ein Glas Wasser gibt und schluckweise
trinkt. Der Vorteil: Die energetische Schwingung der

Lieblingszigarettenmarke beinhaltet nicht nur Nikotin auf informeller Ebene, sondern gleichzeitig noch den gesamten Sucht-Cocktail-Mix der Zigarette, der sicherlich auch eine sehr wesentliche Suchtkomponente darstellt. Im Prinzip enthält dieses informierte Wasser folgende Nachricht an den Organismus: „Du bist nicht mehr süchtig nach diesen Substanzen, das Verlangen danach lässt nach und du kannst leicht darauf verzichten!"

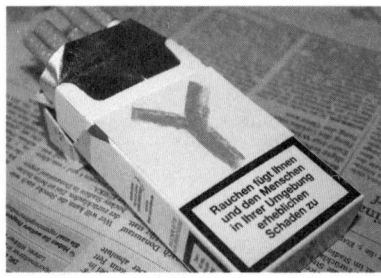

Das Ypsilon ist ein wichtiges Heilzeichen in der Neuen Homöopathie.

Wenn Sie Ihren Rauchentzug für ein bestimmtes Datum planen: Malen Sie bis dahin auf jede Zigarettenschachtel/jeden Tabakbeutel ein großes Ypsilon. Das Ypsilon-Zeichen kehrt Unverträgliches ins Verträgliche um. Auf diese Art und Weise können Sie bereits in den Tagen vor dem Rauchentzug eine schädliche und süchtig machende Wirkung von Zigaretten etwas abfedern.

Eine weitere Unterstützung während der Nikotinentwöhnung bietet die so genannte „Energiebalance", bei der, wie oben beschrieben, durch das Aufmalen von geometrischen Symbolen an bestimmten Meridianpunkten auf der Haut Schwingungen ausbalanciert und damit einhergehend Befindlichkeitsstörungen und Stimmungsschwankungen ausgeglichen werden können. Dieser Meridianausgleich hilft besonders, mit aufwallenden Gefühlen wie Wut, Aggressionen & Co. besser umgehen zu können.

Auch die Auflösung von Suchtmustern und -ursachen oder hartnäckigen Glaubenssätzen ist durch die Neue Homöopathie als begleitende Therapiemaßnahme möglich und kann bei der Nikotinentwöhnung hilfreich sein. Besonders, wenn man bereits in jungen Jahren zu rauchen begonnen und/oder es dafür einen konkreten Auslöser gegeben hat.

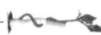

Klopfen Sie sich frei!

Die Klopf-Akupressur, auch EFT – Emotional Freedom Techniques – oder MET – Meridian-Energie-Technik – genannt, ist eine Methode, bei der Sie die Gesundheit mit den eigenen Händen stärken. Ähnlich wie die Kinesiologie findet diese Methode inzwischen in vielen Arztpraxen Anwendung. Mit Klopf-Akupressur kann man nicht nur Symptome lindern, sondern auch an den Ursachen eines Problems arbeiten. Beim Rauchenaufhören wird die Klopfakupressur daher gleich auf zwei Ebenen unterstützend eingesetzt: Zum einen können Sie damit akute Rauchgelüste bekämpfen, wenn der Schmacht nach einer Kippe nicht mehr auszuhalten ist, zum anderen lassen sich Verhaltensmuster auflösen, also mögliche Ursachen des Rauchens.

Häufig wird die Klopf-Akupressur mit mentalen Botschaften oder Affirmationen kombiniert, die während des Klopfens auf bestimmte Punkte gedacht oder laut gesprochen werden. Ähnlich wie bei „Medizin zum Aufmalen" spielen auch hier bestimmte Punkte auf den Meridianen die Schlüsselrolle: Sie werden sanft mit den Fingern beklopft.

Für den Nikotinentzug finden Sie in der Literatur einige Vorschläge zu Behandlungsabläufen, bei denen verschiedene Meridianpunkte der Reihe nach beklopft werden. Oder lernen Sie einen solchen Ablauf direkt von Ihrem Heilpraktiker/Arzt kennen.

Hier möchte ich Ihnen einen der wichtigsten Punkte vorstellen, die Thymusdrüse, Schaltstelle der Gefühle.

Erfahrene Therapeuten berichten, dass die Thymusdrüse bei Suchtabhängigen ein grundsätzlich niedrigeres Funktionsniveau aufweist. Regelmäßiges Beklopfen dieser Drüse ist für Ex-Raucher daher grundsätzlich zu empfehlen, insbesondere auch als Notfallmittel, wenn der Hieper kommt. Denn die Thymusdrüse ist zugleich Schnittstelle für viele andere Meridianpunkte – über sie kann die Lebensenergie gestärkt und eine neue Balance erzielt werden.

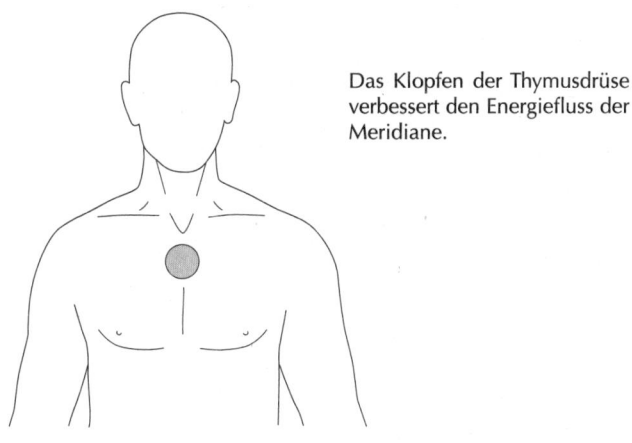

Das Klopfen der Thymusdrüse verbessert den Energiefluss der Meridiane.

Und so geht's: Schreiben Sie sich einige heilende Motivationssätze auf. Klopfen Sie mit den Fingerspitzen oder leicht mit beiden Fäusten auf die Thymusdrüse. Sie liegt in der Körpermitte, dort, wo das Brustbein sitzt. Sprechen Sie dabei während des Klopfens diese mentalen Botschaften betont und mit Überzeugung laut aus. Wiederholen Sie jeden Satz zwölfmal.

Vorschläge für Affirmationen:
- Ich bin in Frieden mit mir selbst.
- Ich lasse alle Belastungen los, die meine Gesundheit beeinträchtigen.
- Ich sorge gut für mich und brauche keine Zigaretten mehr.

Rauchfrei durch Quantenheilung

Quantenheilung basiert auf Denkmodellen moderner Forschungsergebnisse der Quantenphysik und wird dem neuen Zweig der Quantenmedizin zugeordnet. Ziel dieser revolutionären Selbsthilfemethode ist, Probleme mit der Kraft des Bewusstseins zu lösen. Und der Erfolg gibt Dr. Frank Kinslows Recht: Sein Buch „Quantenheilung" avancierte schnell in vielen Ländern zum Bestseller. Die Selbsthilfemethode Quantenheilung unterstützt Sie dabei, sich des reinen Bewusstseins gewahr zu werden und so erstaunliche Veränderungsprozesse in Körper und Geist zu bewirken – also eine ideale Methode, um den Prozess des Nichtraucherwerdens zu unterstützen! Bei den angewandten Techniken geht es darum, den Beschwerden die Aufmerksamkeit zu entziehen (z. B.: „Ich muss eine Zigarette rauchen") und stattdessen auf die gewünschte Lösung und übergeordnete Heilung zu fokussieren (z. B.: „Ich bin fröhlicher Nichtraucher"). Nach dem Gesetz der Resonanz wird alles, worauf wir unsere Aufmerksamkeit lenken, intensiviert. Ein „Nicht-Wollen" kann also noch mehr von dem Nicht-Gewollten erzeugen! Wie in diesem Buch bereits eingangs erwähnt: Wenn Sie etwas – wie die Raucherentwöhnung – unbedingt und mit Gewalt erzwingen möchten, bekommen Sie dieses Problem so schnell nicht los, die Kippen kleben förmlich an Ihnen!

Hier hilft die Quantenheilung, indem Sie Ihnen zeigt, wie Sie ganz einfach in den Zustand der reinen

Aufmerksamkeit gelangen, der Autor nennt es das „Eu-Gefühl". „Was, das ist schon alles?", mögen Sie jetzt vielleicht fragen. Aber so ist es, einfacher geht's kaum! Quantenheilung können Sie selbst erlernen, oder Sie lassen sich von einem erfahrenen Therapeuten behandeln. Im Handel sind diesbezügliche CDs mit einfachen Meditationen und Übungen zum Mitmachen erhältlich. Lesen Sie nachfolgend einen Fallbericht von Heilpraktikerin Ilona Kuhn-Weber zum möglichen Ablauf einer Quantenheilungssitzung.

Fallbericht: Rauchstopp dank Quantenheilung

Die Patientin rauchte 20 Zigaretten pro Tag und wurde zweimal mit der Quantenheilungsmethode nach Dr. Frank Kinslow für je rund 20 Minuten behandelt. Ich nahm Kontakt auf zu zwei intuitiv am Körper der Patientin gefundenen Punkten, die sich verspannt anfühlten. Beide Punkte wurden gleichzeitig „wahrgenommen". Durch bestimmte erlernte Techniken ging ich in den Zustand des „reinen Bewusstseins", in das „Eu-Gefühl". Die Handposition hält man so lange, bis sich das Gewebe unter den Händen entspannt anfühlt. Es werden meist mehrere verspannte Punkte gefunden, die nacheinander gehalten werden, bis eine angenehme Gesamtentspannung beim Patienten stattgefunden hat. Diese Reaktion ist ein Hinweis darauf, dass strukturelle Veränderungen auf der ursprünglichsten Ebene stattfinden. Es bringt den Patienten sanft ins Gleichgewicht und beseitigt Blockaden in seinem körperlichen und emotionalen Wohlbefinden. Am Ende der Behandlung denkt der Patient noch einmal an sein Thema und spürt in sich hinein, ob sich etwas verändert hat. Oft erscheint es nicht mehr so belastend oder dringlich wie zuvor. Seit zweimaliger Behandlung raucht die Patientin nur noch rund fünf Zigaretten am Tag und meist nur die ersten paar Züge, da der Geschmack für sie mit jedem Zug unangenehmer wird.

Übung:
Gehen Sie in den Raum zwischen den Gedanken

Eine ganz simple Übung kann Sie sekundenschnell in den Eu-Zustand bringen, in das reine Gewahrsein. Auf dieser Bewusstseinsebene gibt es keine Gedanken, Wünsche oder Gelüste nach Zigaretten, es ist der gedankenlose Zustand des All-Eins-Seins. Benutzen Sie diese Kurzmeditation immer dann, wenn der Hieper kommt – der Gedanke an eine Zigarette wird umgehend verschwinden.

Schließen Sie die Augen und stellen Sie sich innerlich folgende Frage:

Woher kommt mein nächster Gedanke?

Für Ihren Verstand ist diese Frage derart absurd, dass es ganz kurz zu einer gedanklichen Lücke kommt. Am Anfang mag es sich vielleicht nur um wenige Sekunden der Gedankenstille handeln. Taucht ein neuer Gedanke auf, stellen Sie sich diese Frage erneut. Üben Sie immer für ein paar Minuten lang. Je öfter Sie üben, umso länger werden die Gedankenpausen und damit der Eu-Zustand.

Übrigens: Diese kurze Übung lässt sich an jedem Ort der Welt durchführen, Sie benötigen dafür keinerlei Vorbereitungen oder Vorkenntnisse. Üben Sie zum Beispiel regelmäßig im Zug auf dem Weg zu Ihrem Arbeitsplatz, im Bett vor dem Einschlafen oder nach dem Aufwachen.

Schnelle Hilfe aus dem Netz!

Ideal für computeraffine Leser: der Kippenzähler. Den Quitcounter können Sie sich kostenlos aus dem Internet als App für Ihr iPhone herunterladen. Er zeigt immer aktuell an, wie viele Tage/Monate/Jahre Sie schon Nichtraucher sind und wie viele Zigaretten und wie viel Geld Sie seit dem Rauchstopp eingespart haben.

Und das Praktische, wenn der Hieper kommt: Über Twitter oder Facebook können Sie sofort einen Notruf senden, wenn der Schmacht nach einer Zigarette nicht mehr auszuhalten ist. Gleichgesinnte werden Ihnen bestimmt umgehend hilfreich zur Seite stehen!

Auch wer kein iPhone-Besitzer ist, kann sich Hilfe aus dem Netz holen. Sie finden viele interessante Live-Nichtraucherblogs, in denen Sie sofort mit Gleichgesinnten in Kommunikation treten können. Schreiben Sie anderen etwas über Ihre Geschichte, erzählen Sie, wie es Ihnen persönlich geht, auch das hilft!

Nichtraucher-Blog mit Petra Neumayer:
www.mankau-verlag.de/forum ➤ Blogs

Rauchen als Symptom: Hilfe durch Familienstellen

von Prof. Dr. Franz Ruppert

Prof. Dr. Franz Ruppert hat ein Verfahren entwickelt, mit dem unter anderem der Zusammenhang zwischen dem süchtigen Rauchen und der seelisch-emotionalen Grundstruktur eines Menschen erkannt werden kann.

Suchtmittel werden im Allgemeinen konsumiert, um Belastungen oder Stress besser ertragen zu können. Grundsätzlich sollte man zwischen dem Konsum einer Droge, ihrem Missbrauch und der Abhängigkeit von ihr unterscheiden. Süchtiges Rauchen, also Nikotinabhängigkeit, kann ein Symptom für eine tiefer liegende psychische Problematik sein. Zu den Hauptursachen, die zu seelischen Störungen führen, gehören Bindungsstörungen und Trauma-Erfahrungen.

Bei Bindungsstörungen ist die gefühlsmäßige Bindung zwischen einem Kind und seinen Eltern, insbesondere seiner Mutter, nicht optimal gelungen (z. B. weil die überforderte Mutter das Kind vernachlässigte). Trauma-Erfahrungen macht ein Mensch beispielsweise dann, wenn er in eine lebensbedrohliche Situation gerät (etwa in einem Krieg), wenn Angehörige von ihm plötzlich sterben (z. B. wenn ein Kind bei einem Verkehrsunfall ums Leben kommt) oder wenn jemand Gewalt erlebt (z. B. in Zusammenhang mit sexuellem Missbrauch).

Häufig treten Bindungsstörungen und Trauma-Erfahrungen im Leben eines Menschen und in seiner

Familie auch kombiniert auf. Süchtiges Rauchen als äußeres Anzeichen einer seelischen Problematik kann etwa dazu dienen, das Gefühl der inneren Leere zu überdecken oder hochkommende Angst- und Unruhezustände zu unterdrücken und in Schach zu halten.

Mit Hilfe einer Familienaufstellung zeigt sich, welche Funktion das süchtige Rauchen für die Gesamtpersönlichkeit hat. Dazu werden in einer Gruppe von einem Teilnehmer, der süchtig raucht, zunächst Stellvertreter für sich selbst und das Symptom des Rauchens ausgewählt und in einer Beziehung zueinander aufgestellt. Aus dem sich entwickelnden Rollenspiel wird durch die Hinzunahme weiterer, für den Klienten wichtiger Seelenanteile und von Personen, die für ihn bedeutsam sind, Schritt für Schritt deutlich, welche Funktion das süchtige Rauchen für ihn erfüllt. Man kann unter anderem erkennen, ob das Rauchen ein Ersatz für die fehlende Liebe der Eltern ist. Häufig liegen auch Traumatisierungen vor, die nicht unbedingt vom Klienten selbst erlebt sein müssen, sondern über mehrere Generationen in einem Familiensystem Auswirkungen nach sich ziehen. Sind diese Zusammenhänge erkannt, kann daran gegangen werden, eine Lösung für das emotionale Problem des Klienten zu finden. Dadurch wird das süchtige Rauchen im Endeffekt überflüssig. Möglicherweise wird klar, dass der Klient für die Lösung seiner psychischen Probleme weiterer therapeutischer Unterstützung bedarf. Er sollte sich diese dann von fachkundiger Seite holen. Wesentlich an diesem gesamten Verfahren ist der grundsätzliche

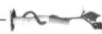

Wille, mit dem süchtigen Rauchen aufzuhören und sich mit dessen Ursachen auseinanderzusetzen.

Familienstellen

Das Familienstellen wurde in seiner ursprünglichen Form von Bert Hellinger entwickelt. In den Aufstellungen geht es darum, Verstrickungen in einem Familiensystem ausfindig zu machen und sie zu lösen. Normalerweise finden diese Aufstellungen in einer Gruppe statt. Die Gruppenmitglieder stehen demjenigen, der eine Aufstellung für sich machen will („Klient"), als Stellvertreter für die Angehörigen der eigenen Familie zur Verfügung. Bei einer Aufstellung kann man sich und seine Beziehungen zu anderen gleichsam von außen betrachten. Man erkennt dadurch Beziehungskonflikte wesentlich besser als durch eigenes Nachdenken. Durch die Anleitung eines erfahrenen Therapeuten kann man sich aus konfliktreichen Beziehungsmustern in einer guten und für alle Beteiligten stimmigen Art und Weise lösen. Wesentlich dabei ist, dass blockierte Gefühle wieder frei werden und vor allem die Liebe wieder zwischen Eltern und Kindern hin- und herfließen kann.

Man kann dieses Familienstellen sehr effektiv auch in Einzelsitzungen durchführen. Anstelle der Gruppenmitglieder werden Personen oder Themenbereiche dann durch Gegenstände, wie etwa Kissen, symbolisiert und im Raum ausgelegt. Der Klient stellt sich dann selbst auf diese Positionen und gewinnt dadurch einen

Einblick in seine psychische Problematik. Der Therapeut gibt ihm die entsprechende Unterstützung, diese Problematik zu lösen.

TEIL III:

Nichtraucher bleiben: Praktische Tipps & Tricks!

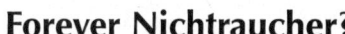

Forever Nichtraucher?

Stunden, Tage, Wochen und sogar Monate mit dem Rauchen aufzuhören, das haben viele Menschen schon geschafft. Doch langfristig in der Nichtraucherliga zu bleiben – wir sprechen über Jahre! –, das schaffen nur die Allerwenigsten, denn die Rückfallquote ist enorm hoch: Die meisten „Nichtraucher" beginnen nach ein paar Tagen bereits wieder mit dem Qualmen, etwa die Hälfte greift nach drei Monaten wieder zum Glimmstängel, und nach einem Jahr bleibt laut Statistik von zehn Ex-Rauchern gerade einmal ein einziger übrig.

Die nachfolgenden Tipps & Tricks sollen Ihnen daher nicht nur in den ersten Tagen der Rauchabstinenz, sondern auch langfristig helfen. Denn die Qual des Aufhörens war ganz umsonst, wenn Sie nach einigen Wochen oder Monaten wieder zur Kippe greifen, weil Sie Ihr Übergewicht nicht mehr ertragen, weil Sie unter chronischer Verstopfung leiden und sich einfach nicht mehr wohlfühlen. Oder weil die Aggressionen nicht weniger werden und Kollegen, Freunde & Co. Sie inständig bitten, wieder mit dem Rauchen zu beginnen, weil Sie für Ihre Umwelt unerträglich geworden sind.

Die Zeit heilt alle Wunden – aber nicht die des Rauchers. Warten Sie also nicht auf bessere Zeiten, sondern arbeiten Sie selbst aktiv daran – das ist der Schlüssel zum langfristigen Erfolg. Denn Nichtraucher zu werden bedeutet auch: Beginnen Sie ein ganz neues Leben!

Mit den neuen Emotionen umgehen: Seien Sie kreativ!

Viele neue Emotionen werden Sie gerade in der ersten Zeit der Rauchabstinenz regelrecht überfluten – auch solche, die Sie bisher durch den blauen Dunst „zugedeckt" hatten. Und jetzt kocht dieses Emotionssüppchen plötzlich über. Seien Sie kreativ im Umgang mit diesen aufschwappenden Gefühlen – denn neben dem Rauchen haben Sie noch tausend andere Möglichkeiten, damit in einer fruchtbaren Weise umzugehen! Aber keine Angst – neben Wut, Zorn, Aggression und Stimmungstiefs gibt es natürlich auch euphorische Gefühle: Hören Sie in sich hinein, was sie Ihnen sagen wollen. Vielleicht taucht da die versteckte Abenteuerlust auf? Vielleicht möchten Sie jetzt endlich den Trip „zu Fuß durch die Sahara" wagen, den Jakobsweg gehen, einen Blumenladen eröffnen, Tango tanzen, Tauchen oder Sticken lernen? All die unterdrückten Wünsche und Träume sind jetzt, nachdem Sie nicht mehr rauchen, aus dem Dornröschenschlaf geweckt worden: Küssen Sie sie wach! Leben Sie Ihre Träume!

Vielen Menschen hilft es insbesondere in der ersten Zeit der Rauchabstinenz, wenn das Verlangen nach der Kippe noch groß ist, sich selbst einfach etwas Gutes zu tun. Denn auch so können Sie sich selbst belohnen und Ihr Gehirn kann eine Menge Glückshormone ausschütten: Verwöhnen Sie sich mit einem Besuch in der Sauna, im Wellness-Bad, bei der Kosmetikerin oder bei einem Masseur. Wenn Sie auf Mode stehen: Kaufen Sie sich etwas Schönes. Schließlich sparen Sie jetzt täglich eine Menge Euros – verwenden Sie einen Teil davon, um sich selbst eine Freude zu bereiten!

Auch Tagebuchschreiben ist eine gute Möglichkeit, mit Emotionen besser fertig zu werden: Schreiben Sie auf, was kommt – auch wenn Ihnen Ihr Verstand dabei signalisiert, dass Sie für das Geschriebene keinen Nobelpreis der Literatur gewinnen werden. Was zählt, ist der kreative Fluss. Lassen Sie alles raus. Das hilft, mit Gefühlen besser umgehen zu können – und macht dabei auch noch eine Menge Spaß!

Viele von Ihnen mögen neben dem Schreiben noch weitere bisher verschüttete Talente entdecken: Besuchen Sie einen Aquarellmalkurs, stricken Sie einen Pullover, singen Sie Arien oder renovieren Sie Ihre Wohnung. Alle handwerklichen Tätigkeiten unterstützen Sie übrigens hervorragend beim Entzug: Erstens haben Ihre Hände etwas zu tun, und zweitens freuen Sie sich über das tolle Ergebnis.

Vielleicht werden Sie mich jetzt für verrückt erklären, jedoch empfehle ich in der ersten Zeit der Rauchabstinenz auch das „Luftzigarettenrauchen"...! Ich habe es für mich als unterstützende Hilfe in den ersten Tagen erfunden. Es sieht ähnlich dämlich aus wie das Luftgitarrespielen und funktioniert ganz genauso: Sie imaginieren sich zwischen Ihren Fingern Ihre Lieblingszigarette, ziehen aber anstelle von Nikotin die frische Luft ganz tief in Ihre Lungenflügel. Sie werden sehen, in den Momenten des größten Schmachts nach einer Kippe hilft's!

Noch peinlicher sieht die Methode aus, die die Schauspielerin Liz Hurley für sich erfunden hat: Sie nuckelte in der Raucherentwöhnungszeit am Schnuller ihres Söhnchens. Damit machte sie sich bewusst, dass Rauchen eine orale Ersatzbefriedigung sei, und das Nuckeln am Schnuller habe ihr geholfen, weil es so dämlich aussieht…

Sie sehen also: Schrecken Sie nicht vor vermeintlich „dümmlichen Einfällen" zurück. Hauptsache ist: Die Methode hilft!

Unterstützend gegen aufwallende Emotionen hilft auch: viel schlafen! Schlafen Sie in der ersten Entwöhnungszeit so viel wie möglich und arbeiten Sie dabei viele Emotionen einfach im Traum auf. Das Praktische: „Du rauchst nicht, wenn du schläfst…"

Diese Tipps sollen Sie auch anregen, selbst in sich hineinzuhören, was Ihnen im Moment guttun würde. Verfolgen Sie Ihre eigenen Ideen und setzen Sie sie um, auch wenn sie noch so außergewöhnlich sein mögen: Gelebte Träume sind mehr noch als ein Superersatz für Nikotin – sie sind der Stoff, der ihre Lebensenergie nährt, nicht nur in den ersten Tagen und Wochen des Aufhörens, sondern für den Rest Ihres Lebens.

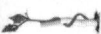

Superwichtig: Das Gift muss raus!

Ihr Körper ist ein lebendiger, intelligenter Organismus und durchaus auch allein in der Lage, Gifte und Schlacken auszuscheiden. Wenn Sie ihn aber einer jahrelangen Belastung durch Nikotin und damit verbundenen weiteren Giftstoffen ausgesetzt haben, sollten sie ihn jetzt bei der Entgiftung unbedingt aus folgenden Gründen unterstützen:

- Stress und Aggressionen machen nicht nur Ihre Laune „sauer", sondern nachweislich ebenso den Körper. Ein Loslassen giftiger Schlacken im Körper bedeutet also auch, dass sich dies positiv auf Ihre Stimmungslage auswirken kann: für den Nichtraucher-Neuling ein Riesen-Pluspunkt, denn bei mieser Laune nimmt das Risiko des Rückfalls enorm zu.

- Die Wiederherstellung eines ausgeglichenen Säure-Basen-Haushalts fördert Ihre Gesundheit und wirkt präventiv gegen verschiedene Erkrankungen.

- Rauchenaufhören bedeutet für den Stoffwechsel zunächst den totalen Schock: Stoffe, die der Organismus über Jahre hinweg bekommen und an die er sich gewöhnt hat, fallen urplötzlich weg – der (im wahrsten Sinne des Wortes jetzt stattfindende) Stoffwechsel muss sich von sofort an auf eine ganz neue Situation einstellen: Unterstützen Sie Ihren Organismus dabei! Das verhindert Unwohlsein,

Verstopfung und sogar Aggressionen und senkt damit das Risiko eines Rückfalls!

Übrigens: Die Stoffwechsellage auf natürliche Weise ins Gleichgewicht zu bringen gilt bei vielen Therapeuten als Basis jeder erfolgreichen Suchtbehandlung – ganz gleichgültig, ob es sich dabei um Nikotin-, Alkohol-, Drogen-, Schokoladen- oder sonstige Süchte handelt.

Erfahren Sie im nachfolgenden Kapitel, was der Säure-Basen-Haushalt ist und wie wichtig es ist, dass der Organismus nicht übersäuert. Lesen Sie, was Sie selbst tun können, um Gifte und Schlacken abzubauen, um wieder die natürliche Balance zu finden.

Den Säure-Basen-Haushalt ausgleichen!

Gerade in der Anfangsphase des Rauchenaufhörens fühlen wir uns meistens müde und gestresst, unsere Energiereserven scheinen aufgebraucht, die Stimmung fällt schnell auf den Nullpunkt oder noch darunter. Nicht nur unsere Laune ist „sauer", sondern auch unser Körper. Wie wichtig ein gesunder Ausgleich ist, zeigt uns die Natur: Harmonie und Ausgeglichenheit bedingt immer die Balance zwischen zwei Polen wie bei Ebbe und Flut oder Tag und Nacht. So fühlen wir uns nur wohl, wenn wir in einer gesunden Balance zwischen Schlaf- und Wachrhythmus leben, wenn es einen harmonischen Ausgleich zwischen Anspannung und Entspannung gibt.

Ebenso verhält es sich im Haushalt unseres eigenen Körpers mit den so genannten Säuren und Basen: Wir benötigen beide. Nimmt jedoch die Übersäuerung, die latente Azidose, überhand, so sind die ersten Anzeichen Müdigkeit, Leistungsschwäche und Unausgeglichenheit: Körper und Geist reagieren sauer. Eine chronische Übersäuerung wirkt sich aber nicht nur auf Stimmung und Leistungsfähigkeit aus, sondern kann die Ursache für viele verschiedene Erkrankungen sein.

In zunehmendem Maße sehen Wissenschaftler und Ärzte in der latenten Azidose einen großen Risikofaktor für die Gesundheit. Übersäuerung ist bedingt durch bestimmte Nahrungsmittel, Alkohol und natürlich durch Nikotin. Zum anderen produziert sie der Körper selbst beim Nahrungsabbau, bei Bewegungsmangel oder Extremsport, aber auch bei Ärger, Hektik und Stress.

Was sind eigentlich Säuren und Basen?

Vielleicht erinnern Sie sich noch an den Chemieunterricht: Für den Chemiker ist das Gegenteil von sauer nicht süß, sondern basisch. Säuren sind ätzend, Basen oder Laugen nennt man alkalisch. Um zu messen, wie sauer oder basisch eine Lösung ist, bedient man sich des pH-Wertes, der Messlatte für den Säure-Basen-Haushalt. Ihre Skala reicht von null bis 14. Die Grenze liegt in der Mitte: Unterhalb von sieben liegt der saure Bereich, darüber der basische.

So funktioniert der Säure-Basen-Haushalt

Der Säure-Basen-Haushalt ist maßgeblich an vielen lebenswichtigen, körperchemischen Prozessen beteiligt. Er regelt unter anderem Kreislauf und Verdauung, Hormonhaushalt, Atmung, Ausscheidung und vieles mehr. Durch säureüberschüssige Ernährung und Säuren, die beim Abbau von Eiweiß, Kohlenhydraten und Fetten – und auch bei Stress – entstehen, und auch durch jahrelangen Nikotinmissbrauch, gelangen zu viele Säuren in unseren Organismus. Damit der natürliche pH-Wert des Blutes konstant bleibt, muss das Übermaß der Säuren „neutralisiert" werden. Für diesen Vorgang benötigt der Körper Mineralstoffe und Spurenelemente in ausreichender Menge.

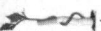

Säuren – die Mineralstoffräuber

Liegt eine Übersäuerung des Körpers vor, reichen die Mineralstoffe, die wir uns durch die tägliche Ernährung zuführen, häufig nicht mehr aus: Der Körper greift seine eigenen Reserven an, um durch den Säureüberschuss nicht verätzt zu werden. In erster Linie wird dem Gewebe jetzt basisches Kalzium aus den Knochen entzogen, um die Säuren neutralisieren zu können – der Entstehung von Osteoporose und beispielsweise Parodontose werden Tür und Tor geöffnet. Aber auch dem Gefäßsystem wird Kalzium entzogen – Dichte und Elastizität der Gefäße nehmen ab. Parodontose – der Zahnfleischwund und die Entmineralisierung der Zähne – ist ein gesundheitliches Problem, von dem vor allem Raucher betroffen sind.

Achtung: Schlacken!

Das Ausbeuten unserer körpereigenen Mineralstoffdepots ist längst nicht der einzige Schaden, den die latente Azidose anrichtet. Endprodukte des Säureüberschusses werden in unserem Gewebe als „Schlacken" abgelagert, vorzugsweise im Bindegewebe der Frau (begünstigt Cellulite) und am Haarboden des Mannes (begünstigt frühzeitigen Haarausfall).

Das können Sie jetzt selbst tun

Testen Sie mithilfe eines Säure-Basen-Stifts (Toxikator) selbst, ob die jahrelange Nikotinzufuhr Ihren Organismus zu sehr in den sauren Bereich gebracht hat. Der Hautteststift ist in jeder Apotheke erhältlich und gibt

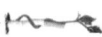

durch einfaches Aufmalen auf der Haut und die jeweilige Verfärbung sofort den Säure-Basen-Status wieder. Mit dem Toxikator können Sie auch langfristig testen, welche positiven Auswirkungen es hat, wenn Sie Ihren Körper mit den folgenden Maßnahmen bei der Entsäuerung unterstützen.

Eine basenreiche Ernährung fördert den Erhalt Ihrer Gesundheit!

Ideal sind viel frisches Obst und Gemüse. Denken Sie bei Fleischgerichten daran, immer nur eine Eiweißart zu sich zu nehmen. Überlagern sich verschiedene Eiweißsorten, kann der Körper nicht alle verwerten, der Überhang wird als Stoffwechselschlacke abgelagert – also möglichst keinen Leberkäs mit Ei oder den bunten Grillfleischteller bestellen! Leider weisen unsere Lebensmittel durch die auf Massenproduktion ausgerichtete Landwirtschaft heutzutage deutlich weniger Vitalstoffe auf. Viele Menschen können sich auch gar nicht ausgiebig einem gesunden Speiseplan widmen, weil sie durch ihren Beruf dazu gezwungen sind, ihr Essen aus der Kantine oder dem Schnellimbiss zu holen.

Ideal – wenn möglich: Kochen Sie selbst und kaufen Sie vorwiegend Gemüse und Obst aus biologischem Anbau.

Basische Nahrungsergänzungen

Bei chronischer Übersäuerung, bei bereits bestehenden Beschwerden, zur Unterstützung der Entschlackung, aber auch zur langfristigen Gesunderhaltung sollten Sie an die regelmäßige Zufuhr hochwertiger basischer Vitalstoffe denken. Im Handel und in Apotheken werden basische Nahrungsergänzungen aus Gemüsen, Kräutern und Wurzeln angeboten, die einen Vitalstoffmix aus Mineralien, Vitaminen, Enzymen und sekundären Pflanzenstoffen liefern. Sie schmecken gut und können zugleich zum Würzen von Speisen verwendet werden.

Bei chronischer Übersäuerung oder bereits vorliegenden Beschwerden empfiehlt sich die Zufuhr basischer Salze. Als wirkungsvoll gelten hier basische Nahrungsergänzungen aus den Kaliumsalzen der Zitronensäure, denn sie enthält eine Kombination aus Magnesium- und Kaliumcitrat, die nicht nur außerhalb der Zellen für Entsäuerung sorgt, sondern auch intrazellulär, denn Kalium kann nachweislich versteckte Säureteilchen auch aus den Zellen freisetzen.

Meiden Sie ab jetzt gefährliche Säurebildner!
An erster Stelle säurehaltiger Lebens-, Genuss- und Arzneimittel stehen Limonaden und Cola, Kaffee, schwarzer Tee, Nikotin, Alkohol, Fette und Süßwaren, Fertignahrungsmittel mit einem Chemiemix moderner Food-Designer, gebildete Harnsäure aus übermäßigem Fleischgenuss und Eiweißmix sowie Acetylsalicylsäure aus hohem Schmerzmittelgebrauch.

Trinken Sie viel!
Trinken Sie täglich mindestens zwei Liter Kräutertee und stilles Mineralwasser. Das hilft, giftige Stoffe aus

dem Körper auszuscheiden. Ideal: Im Handel sind spezielle Basentees erhältlich, die die Entschlackung unterstützen. Als Faustregel gilt: Pro Tasse Basentee zwei Gläser Wasser danach zur Unterstützung der Schlackenausssscheidung trinken.

Bewegung tut gut!

Auch Gymnastik oder mäßiges Joggen, Walken oder Nordic Walking helfen, belastende Säuren über den Schweiß auszuscheiden – aber nur, solange Sie im aeroben Bereich bleiben. Das ist der Fall, wenn Sie sich während des Joggens oder Walkens noch mit Ihrem Sportpartner unterhalten können. Kommen Sie außer Atem und steigt die Pulsfrequenz zu hoch an, wechseln Sie in den anaeroben Bereich, und das bedeutet: Übersäuerung. Das Tragen einer Pulsuhr kann dabei helfen, immer im aeroben Bereich zu trainieren.

Zwischendurch öfter mal entspannen!

Lassen Sie sich nicht von der Hektik des Alltags vereinnahmen, sondern gönnen Sie sich zwischendurch öfters eine kleine Pause. Denn auch Hektik und Stress begünstigen die Entstehung körpereigener Säuren!

Alkoholverzicht beim Nikotinentzug!

Falls Sie als Raucher ab und zu ein Gläschen getrunken haben, wissen Sie, dass danach Ihr Zigarettenkonsum angestiegen ist. Das hat nicht nur mit einem Kontrollverlust zu tun, sondern auch mit dem unbewussten Versuch, einer Übersäuerung entgegenzuwirken. Wie

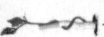

amerikanische Wissenschaftler herausfanden, soll Nikotin während des Alkoholkonsums basisch wirken und damit die Übersäuerung durch ein Zuviel an Alkohol ausgleichen!

Sie machen sich das Leben während der ersten Wochen des Nikotinentzugs also in jedem Fall leichter, wenn Sie während dieser Zeitspanne vollständig auf Alkohol verzichten!

Basenbäder – ideal für den Nichtraucher!

Nicht nur entschlackend, sondern zugleich auch entspannend wirken Bäder, denen Sie einen basischen Zusatz beimischen. Nach etwa einer halben Stunde beginnt der Körper durch die so genannte Osmose, Schlacken über die Haut auszuscheiden. Mit einem Urinteststreifen können Sie diesen Vorgang eindrucksvoll „beobachten": Messen Sie zunächst den pH-Wert des Badewassers mit dem basischen Badezusatz. Baden Sie darin für mindestens 30 bis 60 Minuten und messen Sie den Wert danach erneut. Sie werden feststellen, dass die pH-Skala weiter nach unten in Richtung des sauren Bereichs gefallen ist – für Sie der sichtbare Beweis, dass Sie tatsächlich über die Haut entschlackt haben!

Extraplus: Das Basenbad gilt zudem als ideale Hautpflege und macht die Haut weich und geschmeidig.

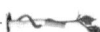

pH-Wert

Der pH-Wert misst die Konzentration von Wasserstoff-Io-nen in einer wässrigen Lösung. Er gibt Auskunft darüber, ob eine Flüssigkeit sauer oder basisch ist. Der natürliche pH-Wert des menschlichen Blutes liegt im basischen Be-reich zwischen 7,35 und 7,45. Würde er auf den Neutral-wert von 7,0 sinken oder über 7,8 ansteigen, könnte sich das tödlich auswirken. Unser Organismus setzt also alles daran, den pH-Wert des Blutes konstant zu halten. Doch dieser „Kampf" des Körpers gegen zu viele Säuren hat ne-gative Auswirkungen auf unser Wohlbefinden und unsere Gesundheit.

Glückshormone: Natürlich glücklich!

Glücklich sein auch ohne blauen Dunst ... – ist möglich! Erinnern Sie sich einfach einmal an glückliche Stunden, bevor Sie überhaupt mit dem Rauchen begonnen hatten. Sehen Sie – es geht doch! Und jetzt ist die Zeit gekommen, Ihre Glückshormone neu aufzuladen und Ihr Glückskonto wieder mit schönen Gefühlen aufzufüllen. Das geht zumeist nicht von einem Tag auf den anderen – aber Rom wurde ja auch nicht an einem Tag erbaut. Zunächst muss sich der Organismus erst einmal an die neue Situation ohne Nikotin anpassen. Will heißen: Mit jeder Kippe hat Ihr Gehirn die fröhlichen Glückshormone ausgeschüttet, die dem frischgebackenen Nichtraucher jetzt schmerzlich fehlen. Aber keine Angst, Ihr Organismus kann Glückshormone auch ohne Zigaretten produzieren – er muss es einfach nur wieder neu lernen. Schicken Sie sich selbst ab jetzt in die Glücksschule: Nicht nur Rauchen macht glücklich – auch andere Lebenssituationen können Wohlgefühle spenden, Ihre Gedanken und Gefühle positiv stimmen und dadurch die fröhlichen Glückshormone im Gehirn zur vermehrten Ausschüttung bewegen.

Hilfreich ist es, wenn Sie Ihren Organismus in dieser Phase dabei unterstützen und die Umstellung dadurch beschleunigen: Werden Sie ab jetzt zum Genießer und zu Ihres eigenen Glückes Schmied! Tun Sie sich etwas Gutes und genießen Sie es in vollen Zügen. Gönnen Sie sich einen Tag im Wellness-Bad und fühlen Sie, wie gut Ihnen Entspannung, das Thermalwasser oder die Massagen tun. Oder entscheiden Sie sich für einen Wochenendtrip zum Formel-1-Rennen, in die Berge oder ans Meer – jeder nach seiner Façon! Erfüllen Sie sich jetzt endlich Ihre Wünsche, freuen Sie sich darüber, entspannen und genießen Sie, denn auf diese Art und Weise konditionieren Sie Ihren Organismus neu. Sie unterstützen ihn dadurch bei der „Umprogrammierung" vom blauen Dunst in Richtung auf die schönen Dinge des Lebens!

Neben den vielen Aktivitäten, die Sie für Ihr Glück erfinden oder unternehmen können, sollten Sie sich noch ein schönes Süppchen kochen, denn Glücksbringer gibt es sogar im Kochtopf! Als typisches Glückshormon in unserem Gehirn gilt der Botenstoff Serotonin. Er beeinflusst den Schlaf-Wachrhythmus, den Blutdruck, die Bewegung der Magen-Darm-Muskulatur und auch unsere Stimmungslage. Doch damit unser Organismus reichlich Serotonin für Entspannung und Ausgeglichenheit produzieren kann, bedarf es einer bestimmten Aminosäure, des Tryptophans. Dieser wichtige Eiweißbaustein ist in ausreichenden Mengen enthalten in Hülsenfrüchten, Soja, Nüssen, Milchprodukten, Bananen, Dinkel, Fleisch und Fisch. Stellen Sie sich also Ihr eigenes Glücksmenü zusammen und profitieren Sie von den heilenden Eigenschaften der Ernährung.

Und nach einiger Zeit in Ihrem neuen Nichtraucher-Leben werden Sie feststellen, dass Sie den Cappuccino an der Strandbar genauso genießen können wie früher mit Kippe! Und dann wissen Sie ganz genau: Ich habe es geschafft!

Neue Rituale schaffen!

Ursprünglich war das Rauchen eine rituelle Handlung. Denken Sie nur an Indianer, die gemeinschaftlich im Kreis sitzen und ihre Friedenspfeife rauchen. Ganz so rituell und mystisch ist es heutzutage nicht mehr – aber dennoch: Dem Rauchen von heute haftet auch etwas Rituelles an, denn es gibt ganz bestimmte Zeiten, Situationen oder Gefühle, bei denen wir immer rauchen. Etwa die Zigarette zum Kaffee, die Zigarette danach; die Zigarette, weil wir uns gerade so super fühlen; oder die Zigarette, weil es uns gerade so schlecht geht. Und wie bei den Indianern: In der Gemeinschaft schmeckt's doppelt so gut, denn die gleiche rituelle Handlung verbindet Menschen miteinander. Doch im Ritual von damals und heute liegt ein qualitativer Unterschied – der süchtig machende Faktor. Ein Tiefenpsychologe würde vielleicht sagen, dass abhängig machende Rituale in den Schatten gefallen sind, sich also auf der unbewussten Seite unseres Seelenlebens befinden. Für den frischgebackenen Nichtraucher ist es daher hilfreich, wenn er sich in der Anfangszeit des Nichtrauchens ganz neue, gesunde Rituale schafft.

Führen Sie beispielsweise täglich zur gleichen Uhrzeit eine Meditation oder Atemübungen durch. Oder kochen Sie sich einen Tee, wenn in Ihnen Lust auf eine Zigarette aufkommt. Aber: Hängen Sie sich nicht einfach irgendeinen Billig-Teebeutel mit Unkraut ins kochende Wasser, sondern erheben Sie Teetrinken zum Ritual – machen Sie daraus am besten eine richtige

Tee-Zeremonie. Besorgen Sie sich feinen Tee, der Ihren Gaumen und Ihre aufblühenden Geschmacksknospen zart verwöhnt. Testen Sie die verschiedenen Sorten durch, bis Sie Ihren Lieblingstee gefunden haben. Kaufen Sie sich eine Lieblingstasse oder ein Lieblingsteegeschirr. Trinken Sie nicht in Hektik, sondern nehmen Sie sich Zeit, um Duft und Geschmack des Tees richtig genießen zu können – vielleicht sogar in Begleitung beruhigender meditativer oder klassischer Musik. Machen Sie das Teetrinken also zu einem wahren Fest der Sinne.

Auf diese Weise lassen sich viele kleine Dinge des Alltags zu rituellen Handlungen erheben. Auch eine Sportart, die Sie zum Beispiel immer frühmorgens um sieben durchführen, kann zum Ritual werden und Ihnen die Ruhe, Struktur, Ausdauer und Stabilität verleihen, die Sie als Nichtraucher-Neuling so dringend benötigen!

Welche Diät ist eigentlich die richtige?

Um ganz ehrlich zu sein: im Moment leider keine! Wie bereits zu Anfang erwähnt, wird der Zeiger der Waage in den ersten Monaten nach dem Rauchstopp bei den meisten Menschen unweigerlich höher ausschlagen. Lassen Sie diese Gewichtszunahme zunächst einfach zu, denn Sie können von sich selbst nicht zu viel auf einmal abverlangen, indem Sie gleichzeitig mit dem Essen und dem Rauchen aufhören!

Sicher, die meisten Ex-Raucher kompensieren in der Anfangszeit das Rauchen mit mehr Essen und/oder Lust auf Süßigkeiten. Aber: Das ist ganz in Ordnung! Manchmal ist es nicht nur ein Kompensieren, sondern einfach auch die Freude am Genuss von schmackhaften Lebensmitteln, da sich bereits kurz nach dem Rauchenaufhören die Geschmacksnerven vom Nikotin erholen und Essen von nun an zum wahren Genusserlebnis machen.

Schreiben Sie ab jetzt „GESUNDE ERNÄHRUNG" groß. Denn so tappen Sie nicht gleich in jede Fettfalle und können die Gewichtszunahme vielleicht in einem erträglichen Rahmen halten. Viel frisches Obst und Gemüse sorgen beim Ex-Raucher zudem dafür, seine Vitalstoffreserven wieder aufzufüllen und den Säure-Basen-Haushalt in die richtige Balance zu bringen. Meiden Sie Zucker und zuckerhaltige Getränke sowie Speisen mit einfach gesättigten Fetten (versteckte Fette), die sich zum Beispiel in vielen Fleisch- und Wurstwaren oder Fertiggerichten befinden. Mehrfach ungesättigte

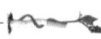

Fettsäuren, wie etwa in Olivenöl oder Rapskernöl, sind keine Dickmacher und gelten als sehr gesund, besonders wegen ihrer gefäßschützenden Eigenschaften.

Versuchen Sie in jedem Fall, Ihr Gewicht auch durch regelmäßigen Sport in Schranken zu halten, und naschen Sie wenn möglich nur Bitterschokolade – auch die macht glücklich, enthält mehr Kakao (über 75 Prozent) und weitaus weniger Fett als die Vollmilch-Variante.

In der Regel hat Ihre Gewichtszunahme etwa sechs Monate nach dem Rauchstopp einen Endpunkt erreicht – die Nadel auf der Waage schlägt nicht mehr weiter nach oben aus. Erst jetzt ist der richtige Zeitpunkt gekommen, über eine Diät nachzudenken – falls das notwendig sein sollte. Jetzt haben Sie die „schlimmste" Phase der Raucherentwöhnung bereits überstanden und sind vermutlich nicht mehr so sehr von Süßigkeiten & Co. abhängig wie in der Anfangsphase.

Erfreulich ist, dass Amerika, das Land, das die „Lebensmittelpyramide" erfunden und damit im vergangenen Jahrzehnt weltweit die meisten Übergewichtigen hervorgebracht hat, im Jahr 2005 erkannt hat, dass die eigene Weltanschauung nicht ganz in Ordnung ist. Ja, es hakte schon an der Basis! Denn wer sich vorwiegend von Kohlenhydraten wie Brot und Müsli ernährt, wird leicht dick. Die Deutsche Gesellschaft für Ernährung (DGE), die in der Vergangenheit das amerikanische Modell kritik- und vorbehaltlos für die deutschen Esser empfohlen hatte, reagierte im März 2005 auch auf die amerikanische Veränderung zugunsten von

Gemüse & Co. und bietet den Verbrauchern nun eine dreidimensionale Ernährungspyramide zur Orientierung an. Verlieren Sie nicht die Übersicht – glauben Sie nicht alles, was man Ihnen erzählt! Gesund ist, was natürlich ist – das sollte die Orientierungsmaxime in Sachen Ernährung sein! Ideal ist eine Ernährungsumstellung nach der Methode von Metabolic Balance: Sie ist darauf ausgerichtet, dass der Körper wieder selbst alle Hormone in ausreichenden Mengen herstellt. Dieses Ziel wird erreicht, indem neben gesunden Lebensmitteln auch auf deren Kombination geachtet wird – eine Eiweißsorte sowie Kohlenhydrate mit niedriger glykämischer Last. Das sorgt fürs optimale Stoffwechselfeuer, das die Fettverbrennung schürt. Bei einer solchen Lebensmittelzusammenstellung, bei der der Blutzuckergehalt nach dem Essen nicht sprunghaft und nicht so hoch ansteigt, muss weniger Insulin ausgeschüttet werden. Nach dem Essen fällt der Blutzuckerspiegel dann nicht wie gewohnt in den Keller – denn das ist die Ursache für die nächste Heißhungerattacke. Neben einer Gewichtsreduzierung werden so gleichzeitig auch die Risiken von Diabetes und Bluthochdruck gesenkt.

Sport hilft!

Jede Art von Sport hilft Ihnen, nicht nur Ihr Gewicht zu regulieren und fit zu bleiben, sondern auch als Nichtraucher Ihren Seelenfrieden wiederzufinden! Und das ist gerade beim Nichtraucher-Frischling in den ersten Stunden, Tagen und Wochen besonders wichtig. Durch sportliche Aktivitäten werden Aggressionen abgebaut und gleichzeitig Glückshormone (Endorphine) ausgeschüttet – ein Doppelpluspunkt für den Sport.

Idealerweise beginnen Sie bereits parallel zum Rauchenaufhören, regelmäßig eine Sportart auszuüben. Sehr bewährt haben sich die sanften Ausdauersportarten wie mäßiges Joggen oder Walken. Als persönlichen Favoriten würde ich Ihnen gerne Nordic Walking vorstellen und empfehlen. Denn kaum eine andere Sportart vereint so viele Vorteile. Zudem beschäftigt sie durch den Stockeinsatz die Hände des nervösen Ex-Rauchers.

Nordic Walking – eine kleine Einführung
Ursprünglich wurde Nordic Walking 1997 als Sommer-Trainingsmethode für Spitzenathleten aus Langlauf, Biathlon und Nordischer Kombination entwickelt, doch Jahr für Jahr breitet sich der nordische Virus weiter über ganz Europa aus. Nordic Walking kann von jedermann, überall, bei jedem Wetter und in jeder Jahreszeit leicht ausgeführt werden. Das ist praktisch für beginnende Nichtraucher, weil sie diese Sportart jederzeit ausfüh-

ren können. Sie sind nicht an die Öffnungszeiten eines Fitness- oder Eislaufcenters oder an die Wetterlage gebunden, sondern können dann walken, wenn sie es von der Stimmungslage her nötig haben ...

Durch die Benutzung der Stöcke ist dieser sanfte Ausdauersport schonend für die Kniegelenke und bietet durch den Armeinsatz ein effektives Ganzkörpertraining: Beim Nordic Walking werden rund 90 Prozent aller Körpermuskeln trainiert, die Sauerstoffaufnahme wird um bis zu 50 Prozent erhöht und Fettverbrennung sowie Kalorienverbrauch werden stark angeregt (rund 400 Kalorien pro Stunde).

Aber Achtung: Nordic-Walking-Stöcke unterscheiden sich völlig von denen, die beim Skifahren oder beim Wandern benutzt werden. Sie finden sie mittlerweile in jedem Sporthaus ab einem Preis von etwa 30 Euro. Sie sind nicht verstellbar, haben spezielle Griffe und werden aus einer leichten Carbon-/Glasfasermischung gefertigt. Für die richtige Stocklänge gilt die Faustregel: 70 Prozent der Körpergröße.

Empfehlenswert: Schließen Sie sich für die ersten Versuche einer Nordic-Walking-Gruppe mit einem Trainer an, damit Sie die Technik richtig lernen und so optimal von dieser neuen Sportart profitieren können. Auch viele Krankenkassen bieten günstige Nordic-Walking-Kurse für ihre Mitglieder an.

Weg mit dem Stress!

Emotionaler Stress, Aggressionen & Co. – das sind die größten Feinde des frischgebackenen Nichtrauchers! Denn gerade diese Emotionen sind es, die uns in die Verzweiflung treiben, die uns buchstäblich in der ersten Entzugsphase die Tapeten von den Wänden fieseln lassen. Und im schlimmsten Fall sind sie es, die den Griff zurück zum Glimmstängel als vermeintlich letzte Rettung aus dem Gefühlschaos provozieren.

Lassen Sie uns aber zunächst einen Ausflug in die Welt des Stresses machen. Denn dieses Gefühlschaos kann tatsächlich so massiv sein, dass es sogar körperliche Symptome produziert.

Alle Welt redet über Stress. Viele fühlen sich „im Stress" oder sind „gestresst", manche machen sich Stress – aber kaum jemand macht sich Gedanken darüber, was Stress eigentlich ist und woher er kommt.

Im Grunde handelt es sich um ein äußerst segensreiches Instrument der Natur, durch das Sie Leben erhalten und sich vor Unglück bewahren können. Deshalb unterscheidet man zwischen Eustress und Dysstress. Unter Eustress versteht man das natürliche Verhalten, bei dem ein äußerer Reiz (z. B. der Anblick eines großen Tieres) den Körper zum Handeln anregt. Diese Reaktion ist nicht nur im Moment sinnvoll, sondern trainiert auf Dauer auch das Abwehrsystem. Ohne diese ständige „kleine Belastung" würde unsere Körperabwehr „einrosten" und schließlich zu keiner Reaktion mehr fähig sein. Im Gegensatz dazu steht der

Dysstress. Ein guter Trainer belastet seine Schützlinge nur sehr bedächtig und behutsam, immer ein kleines bisschen mehr – da sonst die Muskulatur nicht mehr mitmacht und Krankheit folgt. Genauso geht es dem Körper, wenn er mit zu großen Reizen bombardiert wird. Ein solcher Organismus weiß sich dann meist nur in einer Weise zu helfen: Er stellt alle Systeme auf „Abwehr". Jetzt laufen die dafür notwendigen Organe auf Hochtouren. Das bedeutet für Herz, Kreislauf, Lunge, Nebennieren, Gehirn und Nervensystem eine enorme Belastung, während Magen und Darm, Niere, Blase und andere Organe in ihren Funktionen gedrosselt werden. Dadurch entstehen Überbelastungen. Betroffene klagen daher häufig über Probleme im Magen-Darmtrakt. Oft kommen Nervosität, Müdigkeit und Schlaflosigkeit hinzu. Diese seltsam anmutende Kombination aus Schlafstörung und Müdigkeit lässt sich leicht erklären, wenn man bedenkt, dass der Organismus einerseits in Hochspannung gehalten und andererseits durch die Anspannung schlichtweg müde und erschöpft wird.

Als letzte Rettung erscheint dann häufig der Griff zurück zum Glimmstängel. Denn als Sie noch rauchten, befanden Sie sich vermutlich eher seltener in einem derart spannungsgeladenen Gefühlschaos, weil das Nikotin ein paar Glückshormone in Ihrem Gehirn freigesetzt hat, die Sie kurzfristig in einen vermeintlichen Zustand der Entspannung versetzt haben. Doch jetzt ist es an der Zeit, andere Wege zu beschreiten, um in einer fruchtbareren und erwachsenen Weise mit Emotionen und Stress umzugehen.

Stressabbau – individuell auf Sie abgestimmt – gilt als oberstes Gebot, um auf der Nichtraucher-Seite zu bleiben!

Testen Sie aus, was bei Ihnen am besten hilft und was Ihrer Seele guttut. Vielleicht besänftigt Sie ein Waldspaziergang oder beruhigende Musik, vielleicht Yoga oder Progressive Muskelrelaxation nach Jacobson, vielleicht eine Meditation à la Quantenheilung oder ein Entspannungsbad, Beruhigungstee, Tanzen oder Sport. Ganz egal – wichtig ist in jedem Fall, dass Sie für sich Möglichkeiten finden, um vor allem in der ersten Zeit des akuten Nikotinentzugs Ihre Seele ein bisschen baumeln lassen zu können!

Sollten nun trotz aller Maßnahmen, Therapien, Unterstützung und Hilfe während des Nikotinentzugs die „schwachen Momente" auftauchen, in denen der Stress überhandnimmt und Sie kurz davor stehen, wieder zur Kippe zu greifen, dann beherzigen Sie einfach die Tipps im nachfolgenden Notfall-Kapitel. Denn Sie wissen ja: Der Hieper hält nur etwa eine Minute lang an – das stehen Sie ganz locker durch!

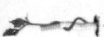
Das Notfall-Kapitel: „Erste Hilfe" in schwachen Momenten!

Hier finden Sie 15 wirkungsvolle „Erste-Hilfe-Tipps" für die schrecklichen Momente, in denen Sie glauben, nicht mehr ohne Kippe sein zu können. Lesen Sie dieses Kapitel ruhig immer wieder von Neuem durch, wenn Sie kurz vor dem Griff zum Glimmstängel stehen ... Sie schaffen es!

Tipp 1)
Ihr momentaner emotionaler Zustand und der Schmacht nach dem Nikotin-Flash dauern wirklich nur etwa eine Minute lang an! Sie werden das überstehen!

Tipp 2)
Legen Sie sich sofort Ihren Lieblingshit auf. Tanzen Sie dazu und/oder singen Sie lauthals mit!

Tipp 3)
Klopfen Sie die Thymusdrüse (siehe Kapitel „Klopfen Sie sich frei!"), das reguliert Ihr gesamtes Körpersystem und baut so Stress ab.

Tipp 4)
Setzen Sie sich für eine Minute ruhig hin, schließen Sie die Augen und stellen Sie sich vor, wie aus Ihren Beinen Wurzeln wachsen, tief in die Erde hinein. Regelmäßiges Erden beruhigt und hilft, Anspannungen loszulassen.

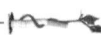

Tipp 5)
Vielleicht haben Sie nur Durst? Trinken Sie langsam und bedächtig ein Glas Wasser in ganz kleinen Schlucken.

Tipp 6)
Ihnen ist kalt, Sie frösteln und fühlen sich schlecht? Sofort ab in die warme Badewanne! Beruhigend wirkende Badezusätze wie Lavendel- oder Rosenöl verhelfen bei der Entspannung.

Tipp 7)
Massieren Sie für einige Minuten mit Daumen und Zeigefinger Ihre Ohrläppchen. Auf Ihnen befinden sich die Suchtpunkte, die sich nicht nur durch Akupunkturnadeln, sondern auch durch Akupressur stimulieren lassen.

Tipp 8)
Hieper, Heißhunger & Co.? Schnipseln Sie sich eine Karotte in kleine dünne Streifen und knabbern Sie sie langsam.

Tipp 9)
Sie fühlen sich kurz vor dem In-die-Luft-Gehen? Setzen Sie sich ins Auto, fahren Sie einmal um den Block und schreien Sie sich bei geschlossenen Fenstern die ganze Wut heraus. Praktisch: So können Sie effektiv Aggressionen abbauen – und keiner bekommt etwas mit.

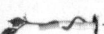
Tipp 10)
Träufeln Sie sich sofort ein paar Tropfen Noni-Saft auf die Zunge. Das senkt das Verlangen nach einer Zigarette.

Tipp 11)
Sie müssen jetzt mit jemandem sprechen? Dann rufen Sie z. B. die Nichtraucher-Hotline der Bundeszentrale für gesundheitliche Aufklärung an: 01805/313131 (12 Cent/Minute). Oder holen Sie sich aus dem Internet Telefonnummern von „Rauchertelefonen" (z. B. bei den Krankenkassen). Scheuen Sie sich nicht, dort umgehend anzurufen! Am anderen Ende der Leitung sitzen geschulte, freundliche Gesprächspartner, die Ihnen in diesem Moment eine wirklich gute Lebenshilfe bieten können.

Tipp 12)
Rauchen Sie Luftzigaretten. Inhalieren Sie dabei tief in Ihre Lungenflügel und lassen Sie beim Ausatmen richtig Dampf ab, sodass die Lippen vibrieren!

Tipp 13)
Springen Sie sofort unter die Dusche! Das Wasser tut Ihnen gut. Stellen Sie sich vor, wie Sie mit jedem Wasserstrahl Ihre Aggressionen fortspülen!

Tipp 14)
Überbrücken Sie die Zeit des Schmachts mit Sport, gehen Sie Joggen oder Walken. Auch in der Nacht oder bei Sturmwetter. Sie werden sehen: Es funktioniert!

Tipp 15)

Singen Sie Mantras – das sind heilende Laute, z. B. „om namah shivay". Wenn Sie kein Mantra kennen, dann erfinden Sie eines. Singen Sie die Laute für mehrere Minuten. Das beruhigt Ihren Geist, versetzt den Körper in harmonische Schwingungen und katapultiert Sie ins Hier und Jetzt.

Ihr persönlicher Rauchfrei-Plan

Tagesplan:

8.00 Uhr _____

_____

10.00 Uhr _____

_____

12.00 Uhr _____

_____

14.00 Uhr _____

_____

16.00 Uhr _____

_____

18.00 Uhr _____

_____

20.00 Uhr _____

_____

22.00 Uhr _____

_____

Meine Lieblings-Entspannungsübung für zwischendurch:

_____

_____

_____

_____

Unterstützung aus der Alternativmedizin:

Schüßler-Salze: _____

_____

_____

Bachblüten: _____

_____

_____

Homöopathie: _____

_____

_____

Andere: _____

_____

_____

Meine persönlichen Affirmationen:

_____

_____

_____

_____

Tipps und Tricks für den größten Schmacht:

_____

_____

_____

_____

Diesen Plan können Sie auch (kostenlos) als PDF-Dokument von unserer Internetseite www.mankau-verlag.de herunterladen.

Zur Autorin

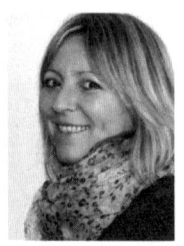

Petra Neumayer (geb. 1960) arbeitet als freie Medizinjournalistin, Texterin und Autorin. Zahlreiche Bücher über Nahrungsergänzungen, Alternativmedizin und Naturheilkunde wurden von ihr veröffentlicht, darunter die Bestseller-Reihe „Medizin zum Aufmalen".

Die Autorin weiß, wovon sie spricht, wenn sie über Raucherentwöhnung schreibt. Sie war selbst sieben Jahre lang exzessive Kettenraucherin, erlitt nach zehnjähriger Abstinenz einen „Rückfall" und hing dann für weitere sieben Jahre an den Glimmstängeln. Zwei Schachteln deckten ihre normale Tagesration ab; kamen zum stressigen Redaktionsalltag noch gesellige Termine hinzu, schnellte der Zigaretten-Konsum weiter nach oben ...

Nichtraucher-Blog mit Petra Neumayer:
www.mankau-verlag.de/forum ➤ Blogs

Internetseite von Petra Neumayer:
www.skripthaus.com

Internetseite von Angelika Gräfin Wolffskeel:
www.graefin-wolffskeel.de

Internetseite von Prof. Dr. Franz Ruppert:
www.franz-ruppert.de

Literaturtipps

Julia Cameron
Der Weg des Künstlers
Droemer/Knaur
ISBN 978-3-426-87437-0

Christine Engelbrecht
Leben ohne Nikotin
Die Kräuterzigarettenmethode
Books on Demand
ISBN 978-3-8334-1953-9

Rainer Franke, Ingrid Schlieske
Klopfen Sie sich frei
Bio Verlag Ritter
ISBN 978-3-920788-59-3

Wolf Funfack mit Margit Rieder
Metabolic Balance
Das Kochbuch
Überzeugend einfach, das individuelle Ernährungsprogramm
Südwest Verlag
ISBN 978-3-517-06993-7

Dr. Frank Kinslow
Quantenheilung
Wirkt sofort – und jeder kann es lernen
VAK Verlag
ISBN 978-3-86731-039-9

Dr. Frank Kinslow
Quantenheilung
Meditationen und Übungen
Audio-CD
VAK Verlag
ISBN 978-3-86731-065-9

Dr. Susanne Marx
Das große Buch der Affirmationen
Für alle Lebenslagen
VAK Verlag
ISBN 978-3-86731-051-9

Dr. Susanne Marx
Mein Taschencoach
Die 15 besten Selbsthilfemethoden
VAK Verlag
ISBN 978-3-86731-052-9

Franz Ruppert
Verwirrte Seelen
Kösel Verlag
ISBN 978-3-466-30600-8

Franz Ruppert
Trauma, Bindung und Familienstellen
Klett-Cotta
ISBN 978-3-608-89045-7

Martina Seifen
Noni: die Wunderfrucht aus Polynesien
Michaels Verlag
ISBN 978-3-89539-175-0

Neil Donald Walsh
Gespräche mit Gott
Arkana Tb
ISBN 978-3-442-21786-1

Angelika Gräfin Wolffskeel von Reichenberg
Die 12 Salze des Lebens –
Biochemie nach Dr. Schüßler
Ein Ratgeber für Erwachsene und Kinder
Mankau Verlag
ISBN 978-3-938396-65-0

Weitere Bücher von Petra Neumayer

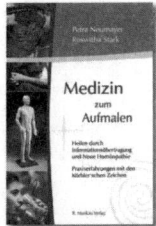

Medizin zum Aufmalen
Heilen durch Informationsübertragung und Neue
Homöopathie
Praxiserfahrungen mit den Körbler'schen Zeichen
Mankau Verlag
ISBN 978-3-938396-04-9

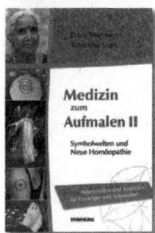

Medizin zum Aufmalen II
Symbolwelten und Neue Homöopathie
Extra: Arbeitshilfen und Testlisten für Einsteiger
und Anwender!
Mankau Verlag
ISBN 978-3-938396-18-6

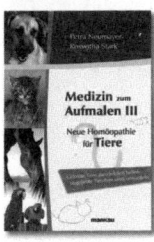

Medizin zum Aufmalen III
Neue Homöopathie für Tiere
Geliebte Tiere ganzheitlich heilen –
ungeliebte Tierchen sanft umsiedeln
Mankau Verlag
ISBN 978-3-938396-39-1

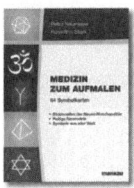

Kartenset Medizin zum Aufmalen
64 Symbolkarten
Strichcodes der Neuen Homöopathie,
Heilige Geometrie, Symbole aus aller Welt
Mankau Verlag
ISBN 978-3-938396-59-9

metabolic balance® für Einsteiger
Die wichtigsten Basics zur Stoffwechselumstellung
Südwest Verlag
ISBN 978-3-517-08517-3

Leben in Balance
Wie Sie Ihren Säure-Basen-Haushalt
ins Gleichgewicht bringen
Lebensbaum Verlag in J. Kamphausen
Verlag und Distribution GmbH
ISBN 978-3-928430-45-6

Natürliche Antibiotika
Sanfte Heilung aus dem Pflanzenreich
Econ List Verlag
ISBN 978-3-548-36600-5

Hilfreiche Internetlinks

Nichtraucher-Blog mit Petra Neumayer:
www.mankau-verlag.de/forum → Blogs

Bachblütenmischung „Abschied vom blauen Dunst"
www.bach-blueten-shop.de

Edelsteinbasenbad, basische Nahrungsergänzung
www.sana-essence.de

Wissenswertes zur Neuen Homöopathie:
www.medizin-zum-aufmalen.de

Knaster Kräuterzigarettenmischungen:
www.zentauri.de
www.leben-ohne-nikotin.de

Nikotinentzug durch Quantenheilung
www.naturheilpraxis-kuhn-weber.de

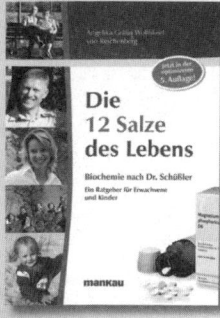
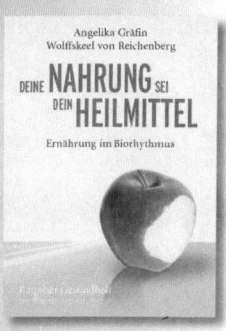
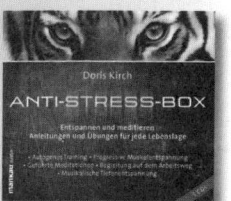

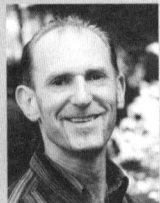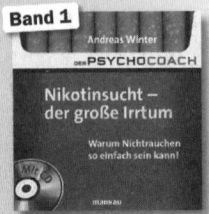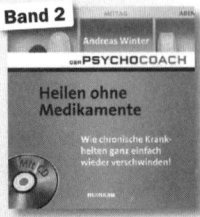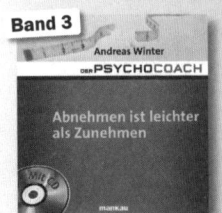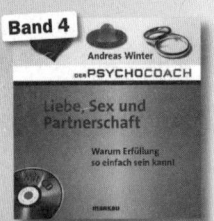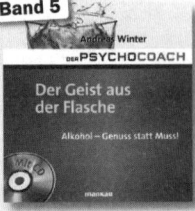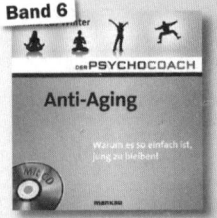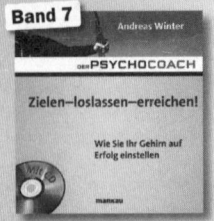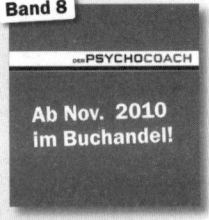